Mein Herzbuch

„Wie ich mein krankes Herz
wieder in Schwung brachte
und wie Sie das auch können …"

„Es muss von Herzen kommen,
was auf Herzen wirken soll."

Johann Wolfgang von Goethe

Amelie Fischer

Mein Herzbuch

*„Wie ich mein krankes Herz wieder
in Schwung brachte und wie Sie
das auch können..."*

Inklusive Bonus:
„Kräuter und Gewürze für das Herz" von
Beatrice Fischer-Stracke

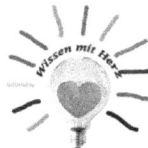

HERZKLANG-VERLAG

Originalausgabe 2009 als E-Book
Überarbeitet und erweitert und auch als Kindle-Ausgabe erhältlich.
© 2016 Herzklang Verlag, München
Umschlaggestaltung, Lektorat und Layout:
Beatrice Fischer-Stracke, München
Umschlagbild: Fotolia/Bobboz
Abb. 2 von Wikipedia
Alle anderen Abbildungen von B. Fischer-Stracke
Druck und Bindung: Createspace

ISBN: 978-3-9818106-0-8

Weitere Informationen von Amelie Fischer finden Sie auf
http://ameliefischer.de
E-Mail: info@mein-herzbuch.com

Inhaltsverzeichnis

Vorwort

Das Buch erzählt Ihnen etwas darüber, wie mich mein Herz bis heute, trotz vieler Aufregungen, nicht im Stich gelassen hat. Jetzt bin ich mehr als 75 Jahre alt und mit meinem Herzen recht zufrieden. Vor allem bin ich ihm dankbar, dass es für mich so gut arbeitet.

Ich kam schon mit einem angeborenen Herzfehler auf die Welt, was aber ziemlich spät entdeckt wurde. Für mich gab es keinen Schulsport. Meiner Mutter wurde von den Ärzten geraten, mich nur einen sitzenden Beruf ergreifen zu lassen. Alles andere wäre zu schwer und anstrengend für mich.

Als ich 21 Jahre alt war, konnte man im „Klinikum rechts der Isar" in München feststellen, dass ich in der rechten Herzkammer zwei Adern hatte und somit mein Herzmuskel auf dieser Seite stark vergrößert war. Der medizinische Ausdruck dafür ist Ductus Botalli. Bemerkbar machte sich das durch lautes Rauschen über dem Brustbein und ziemliche Atemlosigkeit. Kurz nach der Untersuchung wurde ich operiert, und nach gut einem Jahr war das Problem weitestgehend beseitigt. Eine kleine Schwäche blieb jedoch.

Leider habe ich mein Herz in der Folgezeit nicht immer pfleglich behandelt und so musste ich einige Rückschläge immer wieder in Kauf nehmen.

Unser Herz ist ein so wichtiges Organ und arbeitet so faszinierend und wird doch häufig nur lieblos „Pumpe" genannt.

Wie dominant es in unserem Leben ist, zeigt schon, in wie vielen Wortbegriffen es vorkommt: Es blutet mir das Herz, Herzensgüte, Herzlosigkeit, herzensrein, Herzeleid, ans Herz gewachsen, ein Herz haben, von Herzen, herzbewegend, Herzklopfen, herzhaft, das Herz auf der Zunge tragen, Herzflimmern und anderes mehr.

Es war kurz nach meinem 40. Lebensjahr, als ich wieder mehr auf mein Herz achtete, was bis heute so geblieben ist. Damals hatte ich urplötzlich so starke Herzschmerzen, dass ich nachts den Notarzt holen musste. Dieser Anfall war derart heftig, dass ich tatsächlich dachte, ich müsse sterben. Der Arzt fand jedoch nichts Gefährliches an meinem Zustand, gab mir eine Spritze und sagte mir, ich solle mich beruhigen.

Daraufhin ging ich zu mehreren Ärzten, von denen ich gründlich untersucht wurde. Man gab mir Tabletten, aber der Schmerz in meinem linken Arm verschwand dennoch nicht.

Ein Arzt meinte, das seien bereits beginnende Wechseljahresbeschwerden und verschrieb mir ein starkes Mittel gegen Depression, was ich dann bald absetzte, weil es mir nicht gut tat.

Eine weitere Ärztin verschrieb mir ein harmloseres Mittel, jedoch die Schmerzen blieben. Ich konsultierte noch mehrere Ärzte, trug EKG bei Tag und Nacht, es wurde jedoch nicht festgestellt, was die Ursache meiner Schmerzen sein könnte.

Zu diesem Zeitpunkt steckte ich in einer schwierigen Lebenslage und hatte viel Stress, den ich zuließ und der mir das Leben schwer machte. Doch ich war zu

dieser Zeit so gefangen in meinem Denken und Fühlen, dass ich seinerzeit keine andere Lösung fand, als
mich Tag und Nacht in gefühlsmäßige Höhen und Tie-
fen zu begeben und meine inneren Reserven beinahe
verbrauchte. Erst viel später wurde mir klar, dass seelische Ursachen der Grund für meine Herzattacke und
weitere Herzbeschwerden waren.

Allerdings fing ich in dieser Zeit an, mich mit dem Organ „Herz" zu beschäftigen, um mir selbst zu helfen,
nachdem ich verschiedene Praxen erfolglos aufge-
sucht hatte. Der menschliche Körper faszinierte mich
daraufhin derart, dass ich ein Heilpraktiker-Studium
absolvierte und eine Praxis aufmachte.

Nun wollen wir aber nicht mehr von mir sprechen,
sondern gehen auf „Erkundungsfahrt" mit unserem
wichtigsten Organ ...

1. Was das Herz leistet und wie es funktioniert

Man kann es sich kaum vorstellen, aber unser Herz pumpt täglich ungefähr 7.000 bis 8.000 Liter Blut durch unseren Körper, und so kann man sich ausdenken, dass auch ein kleiner Defekt sich schon wie eine Katastrophe auswirken kann.

Ich bin inzwischen über 75 Jahre alt und mein Herz musste bis heute weit mehr als 300 Millionen Liter Blut umwälzen, dabei wiegt es nur so um die 350 Gramm.

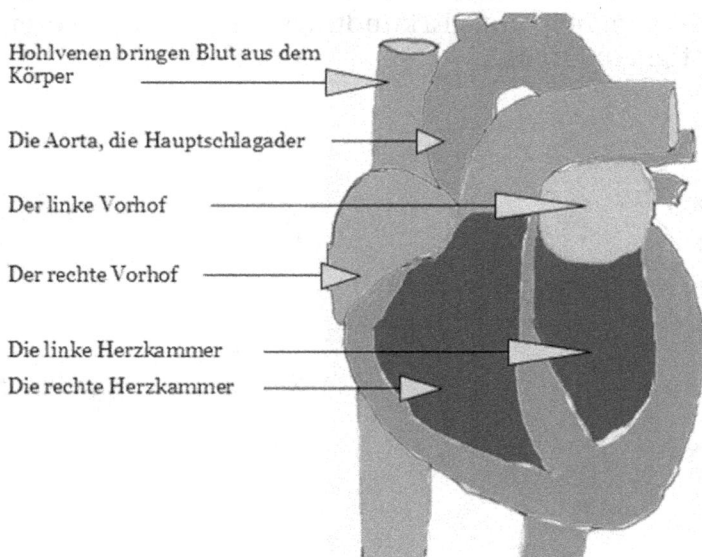

Hohlvenen bringen Blut aus dem
Körper

Die Aorta, die Hauptschlagader

Der linke Vorhof

Der rechte Vorhof

Die linke Herzkammer
Die rechte Herzkammer

Abb.: Einfache Darstellung
des Herzmuskels

Das Herz wird durch die Herzkranzgefäße mit Nähr-stoffen versorgt. Ist eine solche versorgende Arterie erst einmal verstopft, kann es zu dem lebensbedro-henden Herzinfarkt kommen.

Zeichnet sich das Geschehen der Unterversorgung mehr an der Peripherie ab, so ist der Schaden kleiner.

Wenn das Herz für uns nicht mehr richtig arbeitet, werden wir auch oft traurig und verbittert. Die Lebens-freude sinkt, man lacht nicht mehr so oft und sieht die Welt eher grau und trübe, anstatt farbig.

Ich war in den Jahren, als mir die Herzgeschichte passierte, nie wirklich froh und glücklich, lachte nur selten, konnte mein Leben nicht genießen, so glaub-te ich zumindest und hatte meine Lebensfreude sozusagen aus meinem Herzen herausgepresst. Im Nachhinein stellt man dann fest, dass viele Lebens-brüche, Lebensumstände, die einem das Leben schwer machen, auch anders gelöst werden können und sehr oft hausgemacht sind. Bekanntlich ist man ja hinter-her immer klüger.

Es gibt mehrere Möglichkeiten, wie es zu Herz-erkrankungen kommen kann.

Eine der Ursachen kann z. B. Parasitenbefall sein.

Dirofilaria sind der häufigste Grund für Herz-schmerzen, ohne dass beim EKG etwas festgestellt werden kann. Wenn ich bei mir länger solche Schmer-zen feststelle, gehe ich zu einer bestimmten Ärztin und lasse mich mit dem Zapper behandeln, der die-se schädlichen und unerwünschten Parasiten wieder entfernt. (Der Zapper ist ein Instrument zur Abtötung mittels Elektrizität; Infos bei Hulda Regehr Clark). Häufig sind Haustiere die Ursache für solche unerwünschten Bewohner im Körper.

In einem Bericht las ich, dass der Fadenwurm **Loa Loa** auch der Grund für eine derartige Infektion sein kann, er ist ebenfalls ein Herzparasit.

Herzrhythmusstörungen können Auslöser weiterer Herzkrankheiten sein.

Hier kann es vorkommen, dass der Sinusknoten nicht regelmäßig seinen Takt als Impuls aussendet. Unser Herz hat zwei Vorhöfe und zwei Kammern, wobei der Sinusknoten rechts im Vorhof sitzt. Der Sinusknoten ist ein Zellzentrum oder Zellknoten, der unser natürlicher Schrittmacher ist, bzw. die Herzfrequenz steuert.

Ungefähr 60 -70mal sendet er pro Minute elektrische Impulse aus, die zuerst im Vorhof Verbreitung finden, gehen dann über auf einen zweiten Knoten (medizinisch Artrioventrikularknoten = AV-Knoten), wodurch die Erregung auf die Zellen in den Herzkammern übertragen wird. Durch das elektrische Signal soll sich der Herzmuskel zusammenziehen und das Blut durch den Körper pumpen. Das Reizleitungssystem wird nicht nervlich, sondern rein muskulär gesteuert.

Wenn der Impulsgeber (Sinusknoten) versagt oder durch die Reizleitungen gestört ist, kann sich das elektrische Signal nicht weiterbewegen oder es stolpert. Allerdings ist unser Organismus auch hier so fantastisch, dass in einem solchen Fall die Herzkammern von selbst zu schlagen beginnen. Das geht in der Regel sehr langsam, sie tun das dann mit zirka 30 bis 40 Schlägen in der Minute, sodass immerhin der Kreislauf erhalten bleibt.

Wenn der Impulsgeber (Sinusknoten) versagt oder durch die Reizleitungen gestört ist, kann sich das elektrische Signal nicht weiterbewegen oder es stolpert. Allerdings ist unser Organismus auch hier so fantastisch, dass in einem solchen Fall die Herzkammern von selbst zu schlagen beginnen. Das geht in der Regel sehr langsam, sie tun das dann mit zirka 30 bis 40 Schlägen in der Minute, sodass immerhin der Kreislauf erhalten bleibt.

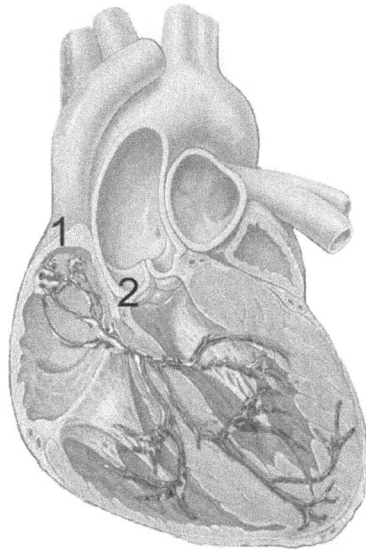

2. Abb.: Schema des Herzens mit Erregungsleitungssystem in blau. (1) Sinusknoten, (2) (AV-Knoten.

Würde man das Herz aus dem Körper nehmen, könnte es sogar noch weiterschlagen, da es über dieses unglaubliche Erregungsleitungssystem verfügt. Es müsste dann nur mit genügend Sauerstoff und Nährstoffen versorgt werden.

Eine Studie in Amerika hat ergeben, dass die allermeisten Rhythmusstörungen ziemlich harmlos sind. Darin zeigte sich, dass junge Menschen und sogar trainierte Soldaten Herzrhythmusstörungen hatten, teils sogar recht ausgeprägt.

Auch in Gesundheitssendungen im TV wurde bereits mehrfach erklärt, dass unregelmäßige Herzschläge zur Normalität gehören. Behandelt werden müssen jedoch solche Aussetzer in jedem Fall dann, wenn ein Mensch sich unwohl fühlt oder darunter leidet.

Bei mir konnte ich selbst Abhilfe schaffen, indem ich meinen Mineralien-Haushalt kontrollierte und dann zu niedrige Mineralienspiegel erhöhte, z. B. mit Magnesium. Heute habe ich nur ganz selten Herz-rhythmusstörungen, immer dann, wenn ich mehrere Nächte nicht gut schlafe, familiäre und andere Aufre-gungen habe und mich nicht schnell genug ins innere Gleichgewicht bringe. Oder wenn ich mich zu wenig bewege.

Wer glaubt, dass er aufgrund von zu häufigen Störun-gen an einem Mangel leidet, sollte sich ein Büchlein über die verschiedenen Mineralien besorgen, in dem die Wirkungsweise erklärt ist, wie sich Mineralman-gel auf das Herz auswirken kann. Gute Erfahrungen machte ich mit Neukönigsförder Mineraltabletten. Die Firma NAM GmbH in Großenkneten gibt hierzu ein Büchlein heraus mit dem Titel „Das fröhliche Mo-lekül". Wenn Sie es über den Buchhandel nicht mehr bekommen, fordern Sie es unter der Telefon-Nummer 04435-5067-8 an, vielleicht hat es die Firma noch, die Ausgabe war begrenzt.

Auch habe ich selbst u. a. Jaspisscheiben verwendet; wie überhaupt Jaspissteine, getragen oder aufgelegt, gute Einflüsse auf das Herz haben können. Gerade bei

Aufregungen und gefühlsmäßigen Ausbrüchen sind sie sehr hilfreich. (Möglicherweise sollte man in solchen Fällen zusätzlich den Kaffeekonsum auf zwei Tassen pro Tag beschränken.)

In jeder größeren Ortschaft gibt es Läden, die mit Steinen und Mineralien handeln, oft erhalten Sie geeignete Steine auch in Internet-Shops. Weitere Informationen bekommt man in Büchern über Hildegard von Bingen, z. B. „Hildegard Medizin" oder im Buch von Renate Sperling „Vom Wesen der Edelsteine" sowie vielen weiteren Büchern dieser Art.

Wer solche HRS hin und wieder ohne Schmerzen verspürt, verfällt oft unnötig in Panik und läuft den angepriesenen „Pharma-Wundern" hinterher, weil es gerade so im Trend, die Werbung dafür sehr auffallend ist und der Herr Doktor sie eindringlichst empfiehlt. Weniger an chemischen Tabletten wäre mehr. Vernünftig ist es, sich seinen Weg zur Gesundung oder Gesunderhaltung selbst zu suchen und den natürlichen Präparaten aus Pflanzen und Mineralien und einem einigermaßen gesunden Lebensstil den Vorzug zu geben.

Wie man feststellen kann, sind die meisten chemischen Medizinen mit solchen Nebenwirkungen behaftet, dass es auch für ganzheitlich denkende Ärzte ein Graus ist, den menschlichen Organen diese schädlichen Stoffe zuzumuten. Statt dessen sollten sie sich wieder einer Behandlung besinnen, die ohne solche giftig wirkenden Substanzen auskommt. Ich möchte damit nicht gegen die Schulmedizin sprechen, sie ist eine hervorragende Errungenschaft und in der Chirurgie und Notfallmedizin nicht wegzudenken.

Allerdings: Alles, was längerfristige Behandlungen oder Nachsorge, Behandlung bei chronisch Kranken und Vorsorge anbelangt, da sollte man sich auf naturheilkundliche Pfade begeben. Bei Einnahme von natürlichen Mitteln muss man als Patient zwar etwas mehr Geduld aufbringen, aber die Gewissheit, seinen Körper nicht unnötig mit chemischen Toxinen zu überladen, müsste doch jeden Menschen, dem seine Gesundheit wichtig ist, auf diesen Weg bringen.

Man denke nur an die Pflegeheime, wo viele hilflose, einst gesunde Menschen ihr Leben fristen, zur Decke starren und keinerlei Lebensfreude mehr aufbringen können. Sie alle, die zu diesem Buch gegriffen haben, wollen das nicht. Sie sehen sich bereits nach Alternativen um, denn es ist wirklich ein beängstigender Kreis, der sich da dreht.

Man bekommt einen Blutdrucksenker, dann rebelliert vielleicht der Magen. Man bekommt noch eine Tablette dazu, dann verlieren die Nieren ihre Lust, kraftvoll zu arbeiten und die Toxine auszuscheiden. Betablocker für das Herz, ständige Müdigkeit ist oft die Folge. Nach einiger Zeit ist man bei einer Handvoll chemischer Tabletten und die Leber arbeitet sich im wahrsten Sinne zu Tode, um alle Säuren und Toxine aus dem Körper zu schaffen, bis auch sie nicht mehr kann. Deshalb lieber täglich eine Handvoll Vitamine und Nahrungsergänzungen aus natürlichen Rohstoffen (bitte keine chemischen) und Sie fühlen sich besser.

Ich erzähle Ihnen zwei Geschichten aus meinem engsten Bekanntenkreis.

Eine Frau, 85 Jahre, wohnhaft bei Regensburg, sollte vom Arzt aus schon seit 50 Jahren Tabletten gegen zu hohen Blutdruck einnehmen, denn dieser ist seit Jahrzehnten bei 185/100. Bis zum heutigen Tag hat sie sich standhaft geweigert, diese Tabletten einzunehmen und sie ist immer noch quietschfidel. Allerdings bewegt sie sich täglich sehr viel und sehr lang in frischer Luft, versorgt allein komplett ihren Haushalt und ist auch sonst sehr aktiv.

Eine zweite Bekannte, einige Jahre jünger als ich, bekam ebenfalls von ihrem Arzt zwecks zu hohen Blutdrucks solche Tabletten verschrieben. Sie nahm diese auch sehr gewissenhaft ein. Dabei machte sie die Erfahrung, dass ihr Blutdruck trotzdem wie verrückt hin und her sprang und ihr dieser Zustand sehr zusetzte. Nach einem halben Jahr wurde ihr die Sache zu bunt, zumal sie sich auch mit mir unterhalten hatte. Sie ging in den Laden von Bärbel Drexel (gibt es in mehreren Städten), besorgte sich dort einige pflanzliche Mittel gegen zu hohen Blutdruck und nahm diese auch wieder sehr gewissenhaft ein. Die ärztlich verschriebenen Tabletten setzte sie nach und nach vollständig ab.

Im Januar diesen Jahres (sie geht vierteljährlich zu ihrem Arzt) meinte dieser: „...jetzt messen wir mal wieder den Blutdruck..." und sie hatte 130/80. Er sagte daraufhin, da können wir die Dosis halbieren, worauf sie ihm gestand, dass sie die Tabletten nach den ersten vier Monaten nicht mehr genommen hat. Als sie ihm erklärte, sie fühle sich durch die Einnahme natürlicher Mittel wesentlich wohler, hatte er keine Antwort.

Mit diesen zwei Berichten will ich Ihnen nur verdeut-
lichen, was wir Menschen auch in der Gesundheit
erreichen können, wenn wir mehr eigenverantwortlich
handeln und selber über Ursachen nachdenken. Sie
bekommen ja von mir und meiner Schwester Newsletter, in denen wir Ihnen immer wieder Anregungen für
einen gesunden Lebensstil geben.

*Damit möchte ich keinesfalls ausdrücken,
dass Sie Ihren hohen Blutdruck auf die leichte
Schulter nehmen sollen. Sie müssen selbst
herausfinden, was Ihnen gut tut, womit Sie
sich wohlfühlen und ob Sie beim nächsten
Mal nicht doch einen guten Heilpraktiker
oder Naturheilarzt aufsuchen.*

Zurück zu den Herzrhythmusstörungen (HRS).
Aus eigener Erfahrung kann ich Ihnen erzählen, dass
ich diese Störungen so gut wie nie mehr hatte. Aber
mir ist in den letzten Jahren aufgefallen, dass ich nie
mehr als eine halbe Zehe rohen Knoblauch essen kann.
Sobald ich davon mehr esse, fängt mein Herz richtig zu
rumpeln an. Seitdem ich darauf gekommen bin, dass
es zu viel roher Knoblauch ist, der diesen Zustand aus-
löst, gibt es ihn nur noch ganz kurz angebraten.

Ich schreibe das dem Wirkstoff Allicin zu, der sich bei
einigen empfindlichen Menschen so auswirkt und die
Reizleitung des Herzens stört. Aber auch hier gilt die
Regel: jeder muss selbst herausfinden, was ihm gut
tut.

Ich konnte auch nicht wirklich feststellen, dass der
Knoblauch die Durchblutung fördert. Vielmehr leistet

er außergewöhnlich gute Dienste bei Erkältungskrankheiten. Er greift Viren, Parasiten und krankmachende Bakterien an. Wenn Sie mal wieder so eine richtig ekelhafte Grippe im Anmarsch spüren oder womöglich schon haben, dann kochen Sie sich einen halben Liter Gemüsebrühe auf und in die kochende Brühe geben Sie eine ganze Knolle fein geschnittenen Knoblauch hinein. Aufwallen, vom Herd nehmen und mit einem Stück Brot essen. Sollte dann die lästige Erkrankung (gilt auch bei Darmverstimmung) nicht gleich weg sein, das Ganze wiederholen, dann müssten Sie der Erkrankung Adieu sagen können.

Wer immer wieder hartnäckige HRS bekommt, muss natürlich zum Kardiologen gehen, um abzuklären, woran das liegt. Das ist vor allem dann zwingend, wenn Schmerzen damit verbunden sind.

Sorgen Sie unbedingt dafür, dass Ihre Gefäße elastisch bleiben. Grundsätzlich wichtig ist, dass Sie eine Arteriosklerose vermeiden. Das können Sie mit viel Bewegung und gesunder, fettarmer Ernährung erreichen. Dies ist eminent wichtig, denn eine sitzende Tätigkeit ohne ausreichende Bewegung fördert die Verdickung des Blutes. Es kann nicht mehr richtig fließen und so einen Blutstau erzeugen. An dieser Stelle möchte ich darauf hinweisen, dass wir immer genug Wasser trinken sollten. Auch die tägliche Aufnahme von Magnesium ist wünschenswert. Lesen Sie hierzu die Kapitel über Mineralien.

Magnesium wirkt u. a. auch kalkauflösend. Keinesfalls dürfen Sie bei Beschwerden wie schlechter Durchblutung, HRS, dickes Blut und Atemnot tatenlos bleiben.

Sie müssen aktiv werden, in jeder Hinsicht, damit Sie
einen Herzinfarkt vermeiden.

**Hier stellt sich die Frage: Wie kommt es zu ei-
nem Herzinfarkt?**

Unser unglaublich fleißiges Herz hat eine eigene Blut-
zufuhr und wird nicht, wie vielleicht angenommen,
von dem Blut versorgt, das durch seine eigenen vier
Kammern fließt. Sondern von dem Blut, welches durch
die drei, etwas kleineren Gefäße, nämlich die Koronararterien fließt, die von der Aorta aus abgehen, ganz
kurz, nachdem das Herz verlassen wurde.

Ist jetzt eine dieser Arterien durch Blutgerinnsel oder
Kalk- und Fettplaques verstopft, bekommt der Teil unseres Herzmuskels, den diese Arterie versorgen soll,
nicht mehr genügend Sauerstoff. Das Herz hört auf zu
pumpen, der Blutdruck fällt ab, Flüssigkeit geht in die
Lungen und es droht der Tod.

Der Herzmuskel schwillt nun an, wie ein Finger- oder
Zehenglied, dem Sie ein enges Gummiband umschnü-
ren. Betrifft diese Blockierung einen Großteil des
Herzens, ist das unser Lebensende.

Soweit sollten Sie es nicht kommen lassen und rechtzeitig ein gesundes Leben anfangen, wenn auch das
letzte Wort unser Schöpfer hat, aber es liegt viel, sehr
viel sogar, in unseren Händen, den Infarkt zu vermeiden.

Zu den Herzrhythmusstörungen zählen auch
Extrasystolen, Vorhofflattern, Vorhofflimmern, Kammerflimmern, Bradykardie, Tachykardie.

Als **Extrasystolen** bezeichnet man die häufigste Reizbildungsstörung am Herzen.

Vorhofflattern ist seltener als Vorhofflimmern, aber häufig ein Übergangsstadium vom Sinusrhythmus zum Flimmern.

Vorhofflimmern erkennt man im EKG dadurch, dass anstelle der „P-Zacke" Wellen der Flimmerbewegungen zu sehen sind, da der Erregungsablauf einem ununterbrochenen Wechsel unterworfen ist. Ursache hierfür ist, dass die Herzvorhöfe in einer fast ausschließlich diastolischen (erweiterten) Stellung verharren und zahlreiche Flimmerbewegungen durchführen.

Kammerflimmern bedeutet Herzflimmern, wogende Bewegungen der Herzkammern. Die Ursache ist eine ungleichzeitige Zusammenziehung der Muskelfasern. Dieser Zustand ist lebensbedrohlich.

Unter **Herzphobie** versteht man ein anfallsweises Auftreten von sehr starkem Herzklopfen, bei dem eine heftige Angst entsteht und der Betroffene das Gefühl hat, sein Herz bleibt stehen.

Bradykardie nennt man eine langsame Herztätigkeit mit weniger als 55 Schlägen pro Minute. Wer vom Arzt Betablocker bekommt, sollte in diesem Fall überprüfen, ob nicht eine Überdosierung besteht.

Tachykardie (Herzrasen) nennt man eine Rhythmusstörung der schnelleren Art. Die Herzfrequenz beträgt über 100 Schläge pro Minute. Ursache können sein Arteriosklerose, chemische Medikamente, nervliche Erregungen, aber auch hormonelle Dysfunktionen. Eine so schnelle Herzfrequenz ist öfters auf einen Gefäßstau aufgrund von zu dickem Blut (Fleischesser), Drüsenstörungen (Schilddrüse), eine belastete Leber und/oder Stau-Nieren zurückzuführen.

Herzneurose ist eine Organneurose, die, wie bei anderen Organen auch, psychisch bedingt ist. Traumen psychischer Art, Spannungen im Alltag, Trennungen, Mobbing, verhaltene Aggressionen, Frustrationen aller Art können zu einer Herzneurose führen. Anfangs kann man keine organischen, sondern nur funktionelle Veränderungen feststellen. Dauern die unguten Lebensumstände weiter an oder lässt man sich von ihnen beherrschen, kann es nach längerer Zeit zu ernsten Herzkrankheiten kommen.

Also: liebevoll mit sich selbst und anderen umgehen, positiv sein, sich auch helfen oder trösten lassen. Hier kann Zorn, Wut oder anderer Ärger buchstäblich krank machen.

Es heißt nicht umsonst: Woran der Mensch denkt, daran hängt sein Herz.

Nur an materielle Güter denken, an Macht und Erfolg, an Geld und Wohlstand, verhärtet unser Herz und macht uns „engherzig". Bleiben Sie in Ihrem Herzen jung, offen und neugierig auch für die immateriellen Dinge des Lebens. Richten Sie Ihr Leben so ein, dass Sie ausgewogen leben, nicht nur das Eine und auch nicht nur das Andere bevorzugen.

Gerade als Herzkranker (ich muss es immer wieder erwähnen), soll jedes Wort bewusst ausgesprochen werden, es soll einen Sinn, eine Kraft haben. Unser Wort soll für unsere Mitmenschen voll Liebe sein, wahr und aufbauend. Das erfordert Übung, vor allem, wenn man mit einem aufbrausenden oder egoistischen Naturell ausgestattet ist.

Was wir sagen, sollen wir auch empfinden und fühlen, damit das von uns gesprochene Wort unserem Sein entspricht.

Sicher haben Sie auch schon öfter vom Bauchgefühl gesprochen. Gibt man diesem nach und gibt diesem den Vorrang vor kühlen Intellekt-Entscheidungen, wird das Ergebnis für einen selbst in der Mehrzahl besser sein. Diese Erfahrung konnte ich jedenfalls machen.

So, wie das Bauchgefühl könnte man den Sinusknoten als „geistiges" Herz bezeichnen. Ändern wir unsere Ich-Bezogenheit und werden selbstloser, dann wird Glück und Zufriedenheit in unser Herz einziehen und unser Leben erfüllen.

Weil in unserer Gesellschaft die selbstlosen Menschen immer weniger werden, dürften die Herzkrankheiten in nächster Zeit wohl noch mehr zunehmen. Selbstlos heißt nicht, dass wir uns ausnützen oder über den Tisch ziehen lassen, nein, nur soviel: Was wir nicht wollen, das man uns tut, tun wir auch anderen nicht an, es ist ganz einfach.

Viele Menschen glauben immer noch nicht daran, dass die Psyche maßgeblich Einfluss auf unsere Gesundheit nimmt, dass seelische Probleme und Ursachen Krankheiten auslösen. Doch es werden immer mehr, die das an sich selbst erfahren haben.

Schon Dr. med. M. O. Bruker hat seinerzeit erwähnt, dass das Herz Ausdrucksform seelischer Vorgänge ist.

Unsere Herzfunktion wird vom vegetativen System, sozusagen unserem inneren Lebensnervensystem (Atmung, Verdauung, Stoffwechsel, Sekretion usw.) automatisch gesteuert. Es bestehen enge Wechselbeziehungen zwischen vegetativen und zerebrospinalen Nerven, jedoch auch zwischen vegetativen und seelischen Vorgängen. Die übergeordneten, vegetativen Zentren liegen im Rautenhirn und zum Teil auch in der Großhirnrinde.

Nicht alles, was wir als vermeintlichen Herzschmerz spüren, muss von diesem kommen. Es kann sich auch um ausgestrahlte Schmerzen der Wirbelsäule, eines verletzten Körpergliedes, der Lendenwirbelsäule, ja sogar um Ausstrahlungen von Zahnschmerzen handeln. Indirekt könnte man sagen, da ja das vegetative Nervensystem mit allen Organen verbunden ist, hat aller Schmerz im Körper auch eine Rückwirkung auf die Gefäßtätigkeiten und nicht zuletzt auf das Herz.

Genau betrachtet bereitet das Herz keine Schmerzen, meist handelt es sich um Allgemeinsymptome, die zunächst unspezifisch sind und in der Regel mit Störungen des vegetativen Systems einhergehen. Diese Störungen gilt es abzuklären. Alles wird aber letztendlich von den vegetativen Zentren, die auch das Herz regulieren, gemeldet, denn das Herz muss ja, je nach

Anstrengung, von den Gefäßen mehr Blut bekommen, um z. B. einen Marathonlauf zu bewältigen.

Alles ist mit allem verbunden und man muss eine Erkrankung deshalb auch immer in der Ganzheit des Körpersystems sehen. Ist ein Glied in der Kette krank, ergeben sich daraus sofort Reaktionen, die dann selbständig ablaufen.

Haben Sie kranke Mandeln, kann das die Ursache für ein überlastetes Herz sein. Eine chronische Mandelentzündung schlägt auf die Nieren und es kommt zu einer Nierenentzündung. Die Nephronen, die aufgrund der Dauerentzündung stark beeinträchtigt sein können, haben deshalb nicht mehr die Fähigkeit, alle Giftstoffe aus dem Blut auszuscheiden. So können diese Toxine und Eiweiße ins Blut gelangen, dadurch erhöht sich der Blutdruck, somit ist das Herz ständig überlastet, was dann zu einem Herzleiden oder einer Herzmuskelentzündung führen kann.

Ein ebenso wichtiges Organ ist die Leber. Sie erfüllt viele lebenserhaltende Funktionen, die ich aber hier nicht weiter ausführen möchte. Ebenso wie die Niere entgiftet auch sie das Blut. Das zum Herzen zurückfließende Blut wird komplett von ihr einer Entgiftung unterzogen.

Ist die Leber angegriffen, besonders bei einer Fettleber, wird nach und nach auch das Herz erkranken. Es ist also sehr wichtig, dass wir in der Gesamtheit auf unseren Gesundheitszustand achten. Ich glaube, so können Sie nachvollziehen, wie alles in uns zusammenspielt.

Bei der **Herzinsuffizienz** handelt es sich um einen Begriff, der ausdrückt, dass das Herz die Pumparbeit nicht mehr bewältigt, um das venöse Blut zu befördern.

Häufig kommt es dann zu einem Rückstau, aus dem sich durch Stauung in der Lunge die bekannte Atemnot ergibt. Medizinisch spricht man dann von einer Linksherz-Insuffizienz. Bleibt dieser Zustand länger bestehen, kann eine Rechtsherz-Insuffizienz hinzukommen, mit dem bekannten Krankheitsbild von Ödemen und Emphysemen.

Herzentzündungen entstehen gerne nach Infektionen, wie z. B. Streptokokkeninfektion, Mandelentzündungen oder Kinderkrankheiten wie Scharlach, Wundrose, Drüsenfieber und sonstigen fiebrigen Erkrankungen.

Alle Herzentzündungen, bei denen der Herzmuskel (Myokarditis), die Herzinnenhaut (Endokarditis), der Herzbeutel (Perikarditis) betroffen sind, gehören in die Hände eines Kardiologen. Zusätzlich können Sie sich mit herzgesunder Ernährung selbst helfen, um Ihren Zustand drastisch zu verbessern. Besonders gesund sind hier Edelkastanien.

Ich mache mir gerne selbstgemachte Nudeln mit viel Edelkastanienmehl.

Täglich eine rohe Knoblauchzehe ist ebenfalls zu empfehlen. Wer den Geruch nicht mag oder ihn nicht so gut verträgt, sollte den Knoblauch ganz leicht dünsten, dann kann es für den Einzelnen bekömmlicher sein.

Sehr wichtig sind gute Öle, dreimal pro Woche Fisch-
mahlzeiten, Salate, Gemüse und Obst.

Wer es sich leisten kann und dafür aufgeschlossen ist,
könnte sich zuhause mit einem Farbstrahler behandeln. Es gibt sie meist in Naturheilpraxen. Mit dem
„Vitacolor Farbstrahler"wäre es bei kardialem Ödem
angebracht, sein Herz mit orange, die Nieren und die
Leber mit lichtgrün und gelb zu bestrahlen.

Bei Gesprächen mit Menschen im Bekanntenkreis
oder Seniorenverein kann ich oft folgende Aussagen
hören:

Ich leide so an Nachtschweiß, dass ich davon aufwa-
che. Ich kann nicht links liegen, weil dann mein Herz
schmerzt, ich verspüre innere Unruhe, leide an Durch-
schlafstörungen, Herzklopfen, Druck im Brustbereich
u. ä.

Wenn Sie solche Symptome auch schon an sich
erfahren haben, dann könnte es sich um ein *Herz-*
innendruck-Syndrom handeln.

Hier sind die Verhältnisse zwischen dem einfließenden
Blut, der Pumpleistung des Herzens und der Elastizi-
tät der Herzwände gestört.

Am Tag gehen und stehen wir, aber auch beim Sitzen
bewegt sich das Blut in Richtung Bauch, Becken und
Beine, sodass dadurch eine Entlastung des Herzens
entsteht. Beim Liegen muss sich das Herz sehr anstrengen das ankommende Blut zu bewältigen, was zu
einem erhöhten Druck des Herzens führt.

Häufig kommt es dann auch zu einer Minder-
durchblutung der Nieren und einer verringerten
Wasserausscheidung, was wiederum zu einer Er-
höhung des Blutvolumens führt. Ein Teufelskreis
beginnt, der, wenn er nicht unterbrochen wird, unwei-
gerlich zu Bluthochdruck führt.

Verschlimmert werden die Zustände noch durch emo-
tional angespannte Lebenslagen. In der Nacht sollten
wir aber Entspannung erleben und keine Aktivierung
des Nervus Sympathikus, der das Herz zur Höchstleis-
tung antreibt.

Eine Verbesserung bringt ein höher gestelltes Kopf-
teil. Die Trinkmenge sollte etwas reduziert werden.
Nach 19.00 Uhr sollte nach Möglichkeit nichts mehr
getrunken werden, damit die Nieren zur Ruhe kommen können. Herzkranke sollten täglich nicht mehr
als 1 1/2 bis 2 Liter Wasser trinken. Wenn Schmerzen
in der Nacht auftreten, lohnt es sich aufzustehen, um-
herzugehen oder an der Bettkante ein paar Minuten
zu sitzen. Danach fließt das Blut wieder in Richtung
Beine, wodurch das Herz entlastet wird und sich ein
ungestörter Schlaf einstellen kann.

Bei einem Vortrag über Ayurveda konnte ich hören,
dass es sehr sinnvoll ist, morgens sofort nach dem
Aufstehen ca. 500 ml warmes Wasser zu trinken und
dann bis zum Frühstück 20 Minuten zu warten. Das
Wasser sollte 10 Minuten kochen, weil es als erwiesen
gilt, dass sich die Molekülstruktur dadurch verändert
und somit sehr geeignet ist, Schadstoffe zu binden und
auszuscheiden. Verdicktes Blut kann auf diese Weise
gereinigt werden.

Sehr zu empfehlen sind Nieren-Blasentees, in den
denen die wirksamen Stoffe wie Wacholderbeeren,
Brennnessel, Birkenblätter und Goldrute vorkommen.
In der Apotheke sind sie als Mischtees, aber auch einzeln zu erhalten.

Empfehlenswerte Bücher führe ich im Anhang auf.

2. Sauerstofftransport

Unter vielen grundlegenden Funktionen, die unser Organismus in Regelmäßigkeit ausführen muss, ist eine der wichtigsten, alle Organe und Teile unseres Körpers mit Sauerstoff zu versorgen. Sie ist genau genommen die allerwichtigste Aufgabe. Es erfordert deshalb allergrößte Achtsamkeit, die Fähigkeit unseres Körpers so zu stärken, dass er immer ausreichend Sauerstoff durch unsere Organe pumpen kann. Wir können viele Dinge im Leben entbehren, z. B. können wir wochenlang ohne Nahrungszufuhr überleben und sogar auch einige Tage ohne Wasser. Ohne Sauerstoff hingegen leben wir nur ein paar Minütchen.

Der Sauerstoff wird aus der Atmosphäre gezogen, von da gelangt er in die Lungen und verbindet sich mit dem Hämoglobin in den roten Blutkörperchen. Von den Lungen aus strömt dieser Sauerstoff zum Herz und wird in die Verzweigungen der Arterien gepumpt, anschließend gelangt er in die feinsten Arterien und Kapillaren, wo er sich wieder vom Hämoglobin löst. So werden alle unsere Zellen mit Sauerstoff versorgt, was dann verschiedene chemische Reaktionen in Gang setzt und uns am Leben hält.

Zucker, Sauerstoffmoleküle, Kohlendioxyd und Wasser ergeben diese chemische Reaktion, die alles in Schwung hält und nicht mehr bedeutet, als dass unser Körper Treibstoff tankt und mit Hilfe von Sauerstoff läuft.

Es gibt Berechnungen, die aussagen, wieviel Menge Sauerstoff der Körper unter Belastung braucht, jeder

Mensch hat hier seine maximale Kapazität. Ein Herz kann nur eine bestimmte Menge Sauerstoff verarbeiten und somit ausnutzen. Hierfür gibt es Messgeräte, die den Wert feststellen. Unsere Herzleistung verringert sich im Durchschnitt pro Lebensjahr um ca. 1 %, die Lungenmuskulatur mit einbezogen. Man kann das als Alterserscheinung bezeichnen.

Darum ist es sehr wichtig, dass wir uns bis ins hohe Alter eine gewisse Fitness erhalten, um die Sauerstoff-Transportleistung möglichst auf einem hohen Level zu halten.

Es heißt ja immer, der Mensch ist so alt wie seine Gefäße. Jedoch berichteten vor ungefähr 50 Jahren die Forscher Currens und Dudley nach einer Autopsie eines 70-jährigen Marathonläufers (er starb mit 70 an Krebs), dass seine Koronararterien zwei- bis dreimal so dick waren wie solche von normalen Menschen. Hier zeigt sich, dass ein bewegungsfreudiger Mensch doch viel Gutes seinem Herzen tut.

Vor etlichen Jahrzehnten hat man angenommen, dass die Herzkontraktionen mit zunehmendem Alter zwangsläufig abnehmen und dadurch die Blutmenge, die das Herz durch den Körper befördert, weniger wird. Mittlerweile haben aber viele Forscher und Herzspezialisten feststellen können, dass bei sportlich trainierten Menschen, auch bei älteren, dies nicht oder wesentlich abgeschwächter auftritt.

Wie sagt der Volksmund so schön: zuhause und im Bett sterben die meisten Leute. Darum raus aus den Federn, runter vom Sofa, damit Sie nicht frühzeitig das „Pflegebett" fürchten müssen. Leben Sie durch tägliches Bewegungstraining intensiver und gesünder.

Herzschmerzen bei schnellem Gehen oder auch beim Laufen sind meist ein Anzeichen dafür, dass die zuführenden Blutgefäße verengt sind und somit eine zu geringe Sauerstoffzufuhr zum Herzmuskel vorhanden ist.

Muskelkater nach kleinen Anstrengungen kann ebenso von Sauerstoffmangel herrühren. Hier leiden aufgrund des Überangebotes an Eiweiß die Muskeln an Sauerstoffmangel. Das könnte auf einen zu hohen tierischen Eiweißverzehr hinweisen. Das Blut wird dickflüssiger, es entstehen Eiweißablagerungen, die Lymphflüssigkeit staut sich und es kommt zu Behinderungen in den Gefäßen und im Bindegewebe.

Unterstützung und Hilfe für den Organismus kann hier organisches Germanium als Sauerstoffzufuhr bringen.

In solchen Fällen sollte man täglich zu eiweißspaltenden Enzymen greifen, die Schmerzen lindern, Wassereinlagerungen verhindern und das Bindegewebe von überflüssigem Eiweiß befreien können. Auch werden durch diese Enzyme Fibrine (ein nicht wasserlösliches Protein = Eiweiß) abgebaut.

Versäumen Sie also nicht, täglich Ihre frische Scheibe Ananas, Papaya, Mango oder dergleichen zu sich zu nehmen.

Jeder Schritt im Stoffwechsel wird durch ein Enzym katalysiert (löst eine Reaktion aus). Die Enzyme setzen sich jeweils aus einer körpereigenen Komponente

(Apoenzym) und aus einem Anhängsel, dem Koenzym, zusammen. Das Koenzym ist nicht wie das Apoenzym ein körpereigenes Eiweißprodukt, sondern in der Regel kleinmolekular wirksam. Die Bauchspeicheldrüse (das Pankreas) liefert die Enzyme für Eiweiß-, Fett- und Kohlenhydratverdauung. Proteosen spalten die Eiweiße, man nennt sie Trypsin und Chymortrypsin. Fett wird vom Enzym Pankreaslipase gespaltet.

Die Enzyme von Obst und Gemüse helfen unserem Organismus bei der Verdauungsarbeit, was wiederum Auswirkungen auf die Herzgesundheit hat, denn ein guter Stoffwechsel entlastet auch das Herz durch bessere Durchblutung.

Es ist von größter Wichtigkeit, seine Ernährung bewusst zu überprüfen, denn bei einigermaßen richtigen Essensgewohnheiten kann sehr viel für die Herzgesundheit bewirkt werden.

Achten Sie darauf, vor allem

- wenn Sie die 50 überschritten haben,

- nach einem Herzinfarkt,

- bei einer Herzerkrankung oder

- einfach als Prävention.

Wenn man beobachtet, wie viele Schulkinder heutzutage einfach zu dick sind, so ist es offensichtlich, dass falsche Nahrungsmittel die Verursacher sind:

zu viel Limo, Cola, Fast-Food, zu viel fette Wurst und Fleisch und fettreiche Chips aller Art. Natürlich alles mit künstlichen Aromastoffen versehen. Und immer zu wenig Gemüse, Salat und Obst.

Das alles führt zu einer ständigen Übersäuerung im Körper, löst Allergien aus, führt zu Diabetes und vor allem schon in jungen Jahren zu Arteriosklerose. Das Blut wird durch die falsche Nahrung dicker, es kommt zu unregelmäßigen Herzschlägen, Tachykardie, Herzflattern und zu noch Schlimmerem. Besonders, wenn dann auch Spurenelemente fehlen, etwa zu wenig Magnesium aufgenommen wird, kann so eine Ernährung fatale Folgen haben.

Bereits in den 80er und 90er Jahren konnte man in Studien zu Holland lesen, dass Menschen, die oft Fisch und Meeresfrüchte essen, sehr viel weniger Herzkrankheiten mit tödlichem Ausgang bekommen. Eine Reduktion um 50 % fand sogar bei einem Tagesdurchschnitt von nur 30 Gramm Fisch statt. Mittlerweile ist es viel leichter geworden, sich entsprechend zu versorgen, denn es gibt ja auch für Nicht-Fischesser die Omega-3-Fettsäuren-Kapsel.

Wenn Sie schon einen Infarkt erlitten haben, ergreifen Sie sofort eine Vorbeugungsmaßnahme. Machen Sie eine Diät mit viel Fisch, um einen weiteren Infarkt zu verhüten. Das Risiko eines nachfolgenden Herzinfarkts sinkt wesentlich stärker bei 2- 3mal wöchentlicher Fischkost, viel Gemüse und Obst. Es ist nicht sehr nützlich, sich lediglich fettärmer zu ernähren.

Auch zur Fischkost sollten Sie trotzdem Ihre Omega-3-Öl Kapsel einnehmen oder Krillöl, um Ihre Arterien elastischer zu halten und eines nochmaligen Arterien-Verschlusses zu entgehen.

Damit Sie sich leichter vorstellen können, warum Fisch so wichtig ist, hier eine kurze Erklärung:

- Es senkt die Triglyzeride,

- erhöht das HDL-Cholesterin (das gute),

- beugt der Verengung der Blutgefäße vor,

- blockiert das Zusammenklumpen der Blutplättchen.

Ein weiteres, herzgesundes Nahrungsmittel sind Nüsse. Hier können Sie nach Herzenslust wählen unter Walnuss, Erdnuss, Mandeln, Macadamia, Cashew und dergleichen mehr. Jeden Tag 5 – 10 Nüsse reichen aus. Wer Gewichtsprobleme hat, muss darauf achten, dass er nicht zu viel davon nimmt, denn schmecken tun sie ja. Vor allem als Zwischenmahlzeit sind Nüsse ideal.

Eines ist mittlerweile durch Studien klar erwiesen, dass die Obst- und Gemüseesser, mit kleinen Gaben von magerem Fleisch, bessere Arterien aufweisen.

Sehr gesund sind auch Speise-Pilze aller Art. Von Champignons bis zum Reishi, Austernpilze, unsere heimischen Arten, alle sind sie empfehlenswert. Immer nur frisch zubereiten und nicht zu lange schmoren, so hat man den besten Effekt.

Vor etlichen Jahren habe ich eine sehr interessante
indische Studie gelesen. Es wurde herausgefunden,
dass Obst und Gemüse die herzkranken Patienten
weit besser vor Rückfällen und weiteren Krankheiten
schützte, als nur eine verminderte Nahrungsaufnah-
me fetthaltiger Fleischarten und Milchprodukte. Diese
Studie dauerte ein ganzes Jahr. In diesem Test wurde
72 Stunden nach einem Anfall sofort mit der vegeta-
rischen Diät begonnen. Wer sich wieder leicht erholt
hatte, konnte langsam seine Ernährung mit magerem
Fleisch und viel Gemüse beginnen. Später werde ich
noch darauf eingehen, dass Olivenöl zu den herzgesün-
desten Ölen zählt. Die Menschen in Mittelmeerländern
können das bestätigen.

Zum Frühstück kann man sich gern ein Frühstücksei
gönnen oder 1 – 2 Blatt mageren Schinken, Vollkorn-
brot, dem vorausgehend frisches Obst und frisch
gepresste Säfte, um dem Körper Vitamin C zuzuführen. Wenn man Obst isst, sollte man allerdings nicht
gleichzeitig Kaffee trinken. Dann lieber eine halbe
Stunde damit warten, da dies zu Säurebildung führen
kann.

Es ist wichtig, dass der Körper auch immer genügend
Proteine zur Verfügung hat, ebenso Vitamin C und
D, sonst könnte er z. B. Magnesium nicht verwerten,
was einen gesundheitlichen Defekt auf lange Sicht
zur Folge hätte. Alle fünf Stunden sollte etwas Protein
aufgenommen werden, in Form von Fisch, magerem
Fleisch oder Nüssen.

Vegetarier müssten sich Aminosäuren aus der Apotheke holen, weil ohne Fleisch keine oder zu wenig
Aminosäuren erzeugt werden.

3. Diese Säuren bringen Ihren Herzmuskel zum Lachen

Aminosäuren

Für unseren Körper sind Proteine (Eiweiße) lebensnotwendig. Allerdings wird nicht das Protein benötigt, sondern die Aminosäure, die der Baustein der Proteine ist.

22 Aminosäuren sind bekannt, davon gibt es acht, in der Fachsprache „essentielle" Aminosäuren genannt, die nicht vom Organismus selbst hergestellt werden können, sondern ihm durch Ernährung zugeführt werden müssen.

Hier nenne ich Ihnen die acht essentiellen Aminosäuren, damit Sie zukünftig darauf achten, sich diese mit Ihrer Ernährung ausreichend zuzuführen. Sie sind absolut wichtig für Ihr Herz, denn es wurde wissenschaftlich erforscht, dass das Fehlen einer essentiellen Aminosäure die Proteinsynthese negativ beeinflusst. Das heißt, wenn eine Aminosäure nur wenig oder gar nicht in unserem Körper vorkommt, wird die Wirkung der anderen Aminosäuren entsprechend gemindert.

Es handelt sich um die wichtigsten Säuren, die also niemals im menschlichen Körper fehlen sollten:

1. Leucin,
2. Lysin,
3. Methionin,
4. Phenylalanin,

5. Threonin,
6. Trypotphan,
7. Valin und
8. Isoleucin.

Ergänzend zähle ich noch die restlichen Aminosäuren auf:

Alanin, Arginin, Asparagin, Asparaginsäure, Cystein, Cydtin, Glutaminsäure, Glutamin, Glycin, Ornithin, Prolin, Serin und Tyrosin.

Es ist unterschiedlich, wie viel Proteine ein Mensch benötigt, jedoch ein ungefährer Richtwert bei einem durchschnittlichen Gewicht von 65 kg sind zirka 60 Gramm pro Tag. Das sind pro Mahlzeit in etwa 20 Gramm Proteinbedarf.

Es gibt zweierlei Typen von Proteinen, nämlich vollständiges und unvollständiges Protein.

Vollständige Proteine stellen das Gleichgewicht her zwischen den acht notwendigen Aminosäuren, diese kommen in Fleisch, Fisch, Eiern, Geflügel, Milch und Käse vor.

Unvollständigen Proteinen fehlen die bestimmten essentiellen Aminosäuren; sie können nicht wirksam verwertet werden, wenn sie ausschließlich aufgenommen werden. Kommt dazu eine kleine Menge tierisches Protein, wird es zum vollständigen Protein.

Unvollständige Proteine findet man in Körnern, Nüssen, Erbsen, Keimen, Bohnen, Linsen usw.

Auf Ihrem Speiseplan sollten also Getreideprodukte, möglichst Vollkorn, Obst, viel Gemüse, wöchentlich dreimal Fisch und vorwiegend weißes Fleisch sowie Milchprodukte stehen. Wer Kuhmilch nicht verträgt, kann auf Schafs- oder Ziegenkäse zurück greifen.

Ebenso ist es für herzkranke Menschen wichtig, an die Einnahme von Omega-3-Fettsäuren zu denken. Mögen Sie keinen Fisch, ist die Einnahme umso notwendiger. Möchten Sie sichergehen, dass alle Aminosäuren ein Zusammenspiel finden, lassen Sie sich in der Apotheke beraten und kaufen sich zur Ergänzung der täglichen Ernährung ein solches Präparat.

Es wird sicherlich in Teilen nicht feststellbar sein oder Theorie bleiben, wie sich die Aminosäuren von unserem Körper umwandeln lassen, weil dieser Ablauf zu einem Teil von unseren Enzymaktivitäten abhängig ist.

Ein kurzer Hinweis, was ein Mangel an ausgewogener Zufuhr von Aminosäuren in uns bewirken kann: Er kann zu verzögerter Wundheilung führen, Störungen in der Immunabwehr hervorrufen, auch Muskelatrophie und Anämie können auftreten, vorwiegend verursacht durch eingeschränkte Enzymarbeit aufgrund von fehlenden Mikro-Nährstoffen. Vielleicht haben Sie es bemerkt, das Wort Muskelatrophie. Bei Muskelatrophie kann es zur Verschmälerung von einzelnen Muskelfasern kommen, häufig durch Ernährungsfehler oder Inaktivität.

Unser Herz ist ein Muskel und benötigt eine ausgewogene Menge an Aminosäuren. Diese sollten in der Regel zu 30 % aus Getreide, Obst und Gemüse bestehen, ein kleiner Teil aus tierischem Eiweiß.

Noch ein Wort zu Taurin. Taurin ist ein schwefelhalti-
ges Aminosäuren-Derivat und kann vom Körper selbst
gebildet werden, vorwiegend durch tierische Kost.
Pflanzliche Lebensmittel tragen dagegen nicht so sehr
zur Bildung bei. Vegetarier sollten es bei Bedarf also
zuführen (Verschiedene Firmen liefern auch sehr gute
Aminosäuren).

Über **Taurin** ist wenig bekannt, so dass sich der Nor-
malverbraucher kaum darüber informieren kann,
deshalb möchte ich es kurz erwähnen.

Taurin weist vor allem entgiftende Eigenschaften auf,
die Leber benötigt es zur Bildung von Gallensäuren.
Es ist vorhanden in der Augenlinse und reguliert den
Herzschlag, ähnlich dem Magnesium.

Wer die Antibaby-Pille nimmt, sollte ebenfalls zu
Taurin greifen, weil das Östrogen der Pille den Taurin-
spiegel vermindert, ein Leberschaden könnte die Folge
sein, ebenso könnte sich ein Mangel als herzschädi-
gend erweisen.

„Am Herzmuskel zeigt Taurin, ähnlich dem Elek-
trolyt Magnesium, stabilisierende Effekte auf die
Myokard-Membran. Vermutlich wird bei ausreichend
hohen myokardialen Taurin-Spiegeln die Mem-
bran-Erregbarkeit durch eine Normalisierung des
Kaliumstromes herabgesetzt. Taurin kann somit bei
(auch digitalisinduzierten) Herzarrhythmien ein hilf-
reicher nutri-therapeutischer Ansatz sein."
(Quelle: Norbert Fuchs „Mit Nährstoffen heilen")

4. Vitamine, über die sich Ihr Herz freut

Bei Vitaminen sollte man sehr darauf achten, dass sie aus **natürlichen Rohstoffen** hergestellt sind, denn ein Zuviel von chemisch erzeugten Vitaminen könnte sich womöglich schädlich statt nützlich auswirken. Vitamine aus natürlichen Rohstoffen sind zwar wesentlich teurer, aber sie bringen auch den Nutzen. Hier möchte ich jedem das Buch von Earl Mindell „Die Vitaminbibel", erschienen im Heyne Verlag, empfehlen.

Vitamin C ist eines der wichtigsten Vitamine für uns Menschen, weil wir es nicht selbst herstellen können. Aber 100 mg pro Tag reichen nicht aus, um unser Immunsystem nachhaltig zu stärken, vor allem nicht, wenn man herzkrank ist.

Vitamin C kann uns auch helfen, Schimmelpilze zu entgiften. Essen Sie nie angeschimmelte Nahrungsmittel wie Marmelade, Obst, Gemüse, Nüsse, Apfelsaft, Brot und anderes. Sobald Sie eine Spur davon bemerken, sofort wegwerfen, denn die Sporen des Schimmelpilzes breiten sich rasant aus und können nachhaltige Schäden im Körper anrichten.

Ich selbst bekam schon mal den Rat, Vitamin C im Streuer auf den Tisch zu stellen und jede Mahlzeit mit 500 mg zu würzen.

Vitamin C wirkt bei gut 15.000 Stoffwechselvorgängen mit. Ein Mangel löst z.B. eine Unterversorgung mit Carnitin aus, dem Eiweiß, welches die Fettmoleküle zu den Verbrennungsöfen in der Zelle transportiert. Es hilft also, unseren Fettstoffwechsel in Trab zu halten und somit kann es auch unserem Herz helfen, nicht zuviel Fett anzusammeln, allerdings bei einer sonst ausgewogenen Ernährung.

Persönlich nehme ich täglich 1 Gramm Vitamin C aus natürlichen Rohstoffen. Nehmen Sie nicht die günstige Ascorbinsäure, die Sie in jeder Apotheke bekommen können, davon bekommen Sie wahrscheinlich Durchfall.

Des Weiteren braucht unser Herz ausreichend von allen **B-Vitaminen**. Vitamine für Herz und Haut sowie pflanzliches OPC können unserem Herzen helfen. Der ganze Komplex von B-Vitaminen unterstützt auch den Ausgleich des Hormonhaushalts und ist für den Abtransport von Homocystein verantwortlich. Homocystein gilt als Hauptrisikofaktor für Herzinfarkte, vornehmlich auch bei Frauen nach der Menopause.

Ganz besonders wichtig ist die **Folsäure**. Man sollte eine ausreichende Menge zu sich nehmen, zumal Folsäure beim Kochen und Garen fast ganz zersetzt wird. Wer also kein großer Gemüseesser ist und Schwierigkeiten mit seinem Herz hat, kann nicht umhin, sich Folsäure in der Apotheke zu besorgen.

Bei Folsäuremangel steigt der Homocystein-Spiegel an, was nach wissenschaftlichen Erkenntnissen ein bedeutender Risikofaktor für Arteriosklerose, Herzinfarkt und Schlaganfall ist.

Unentbehrlich für jedes schwache Herz ist **Co-Enzym Q 10** (auch Vitamin U).

Es spielt eine Schlüsselrolle bei der Bildung zellulärer Energie. Es kann vom Körper selbst aufgebaut werden. Meist jedoch ist bei dem Einzelnen die Ernährung nicht optimal, sodass es hilfreich für das schwache Herz ist, es durch Einnahme zu ergänzen.

Ich möchte erwähnen, dass CoQ10 bei gut 70 % der Herzkranken sehr günstige therapeutische Auswirkungen hat. Ist man körperlich aktiv, erhöht sich der Q10-Gehalt in den Zellen. Das Herz ist einer der fleißigsten und stärksten Muskel unseres Muskelsystems und braucht verständlicherweise sehr viel Energie.

Sinkt der Q10 Spiegel im Herzmuskel, kann die gesamte Herzleistung in Mitleidenschaft gezogen werden. Im Herzen steckt mehr Q10 als in allen anderen Muskeln. Experten haben Entscheidendes festgestellt und zwar: einen messbaren Rückgang von Q10 in einem kranken Körper.

Haben wir genügend Q10 im Körper, bedeutet dies, dass wir eine kräftige Herzleistung haben, also ausreichende Herzenergie. Q10 kann und sollte man bei einem kranken oder geschwächten Herzen zusätzlich zu den vom Arzt verordneten Medikamenten einnehmen.

Wissenschaftlich wurde festgestellt, dass nach Absetzen von Q10 auch die Herzleistung wieder nachgelassen hat. Deshalb sollte bei einem geschwächten Herzen Q10 nach Möglichkeit lebenslang eingenommen werden.

In der Vergangenheit hat sich gezeigt, dass Q10 auch das Immunsystem auf Vordermann bringt, es beugt

Herzattacken vor und steigert die Herzkraft enorm.

Die Mitochondrien als Energiezentrale in unseren Zellen für den Stoffwechsel profitieren von Q10 in hohem Maße, hier fungiert Q10 sozusagen als Lebensfunke. Erhalten die Mitochondrien kein Q10, gibt es keine Energie, vergleichbar mit einem Motor ohne Treibstoff. Noch eine kurze Erklärung zu Mitochondrien: Es sind aus Eiweißkörpern und Lipoiden (Fette) bestehende, lichtmikroskopische strangförmig strukturierte, längliche oder ovale Zellorganellen, die von einer Doppelmembran begrenzt sind. Während die äußere eine zusammenhängende Umhüllung bildet, springt die innere faltenartig ins Lumen vor. Auf diesen Falten oder Leisten sind zahlreiche Enzyme lokalisiert. Die Mitochondrien sind Träger des Zitronensäurezyklus, spielen eine große Rolle bei der oxydativen Phosphorylierung und stellen die Energiequelle der Zelle dar.

Sie sehen also, wie wichtig Q10 für Ihren gesamten Organismus ist, deshalb sorgen Sie dafür, dass Sie davon nie zu wenig haben. Wir Menschen erhalten Q10 durch Aufnahme unserer Nahrung. Pflanzen beziehen es hingegen aus dem Boden.

Der britische Forscher R. A. Morton gab dem Enzym Q den Namen Ubichinon, weil es in allen Lebensformen und somit auch in unserem Körper vorkommt.

Menschen, die eine instabile Gesundheit haben oder herzschwachen Personen möchte ich dringend zur Einnahme von Q10 raten, weil es sich bei ihnen auch häufig um ältere Menschen handelt, die nahrungsbedingt nicht zu dem erforderlichen Quantum von Q 10 kommen.

Ich schreibe deshalb so ausführlich darüber, weil sich dieser Ratgeber doch um unser Herz dreht und ich jedem Leser sehr deutlich machen möchte, welche Bedeutung Q10 für ihn haben kann.

Menschen also, die an Angina pectoris, Arteriosklerose, Beklemmungen am Herzen, Herzfunktionsstörungen, Erkrankung der Herzkranzgefäße, Herzinsuffizienz und sonstigen Herzanfällen leiden, sollten Q10 einnehmen.

Das derzeit beste Co-Q10 kommt aus Japan. Eine Dauereinnahme von 100 mg täglich, aber mindestens 60 mg wird allmählich die Herzleistung stetig verbessern.

Achten Sie beim Kauf auf die richtigen Produkte, es gibt sehr viele Angebote mit ähnlich klingendem Namen, jedoch kann der Gehalt von tatsächlichem Q10 so gering sein, dass die Einnahme fast wirkungslos ist. Richtige Produktbezeichnungen sind:
Coenzym Q10, Co-Enzym Q10, CoQ10, meist mit einer Inhaltsmenge von 10 mg (Milligramm).

Es kann durchaus möglich sein, dass das vitaminähnliche CoQ10 drei Monate oder auch länger benötigt, bis die Wirksamkeit spürbar ist. Ebenfalls sind aber auch Fälle bekannt, in den Patienten sehr schnell gesundet sind oder deren Zustand in kurzer Zeit verbessert wurde.

Bei allen wissenschaftlichen Studien mit CoQ10 hat sich in den USA herausgestellt, dass die Bioenergie, die Fitness, die Herzleistung, die allgemeine Energie eine erfreuliche Zunahme bei den betroffenen Patienten erfuhren.

Persönlich nehme ich 2 x täglich 30 mg ein.

Kommen wir zum **Vitamin D**. Diesem so wichtigen Vitamin widme ich einen größeren Abschnitt.

Die landläufige Meinung ist doch, dass Altern mit Schmerzen verbunden sein muss. Auch ich ließ mich öfters von diesen Seufzern in meiner Umgebung anstecken. Heute vertrete ich mehr die Meinung, dass das Schmerzempfinden eher durch schlechte Ernährungsgewohnheiten entsteht und durch das Fehlen einiger Vitamine und Mineralien.

Auch bei Herzbeschwerden sollten wir unser Interesse dem wichtigen Vitamin D zuwenden. Wie ich schon mehrmals erwähnte, sollte Fisch in der Speisepalette nie fehlen, er enthält Vitamin D.

Gerade in der dunklen Jahreszeit, wenn wir nicht die Möglichkeit haben, Sonnenstrahlen mit der Haut aufzunehmen, um dann daraus genügend Vitamin D im Körper zu erzeugen, ist es angebracht, in diesen Wintermonaten von Oktober bis März Vitamin D als Nahrungsergänzung in einer Tagesmenge von 2000 IE einzunehmen. Keinesfalls sollte man seine gesunde Ernährung vernachlässigen, ständig frisches Gemüse, Pilze etc. zu sich nehmen.

Alles Leben ist (auch) von der Sonne abhängig. Licht und Wärme erfüllen uns mit Freude. Fehlende Sonnenstrahlen wirken sich nicht nur negativ auf unsere Psyche, sondern auf den gesamten Stoffwechsel aus, weil dann kaum Vitamin D gebildet wird.

Es ist fast schon entspannend anzusehen, wie Katze, Hund und auch andere Tiere im zeitigen Frühling wie auch sonst während der kühlen Jahreszeit gleich ein Plätzchen in der Sonne suchen und alle „Viere" von sich strecken. Würde man sie verstehen, könnte man wahrscheinlich ein „das tut gut" hören, wie wir Menschen das auch sagen.

1820 schrieb Lachaise, ein französischer Arzt: „Es gibt kaum einen Arzt in einer großen Stadt, der nicht beobachtet hat, dass Menschen, die in dunklen, stickigen Verhältnissen arbeiten und leben, keine Energie haben und an Rheumatismus und ähnlichen Krankheiten leiden. Vor allem sind Kinder die Leidtragenden. Sonnenlicht schafft auch bei Rachitis und Skorbut große Erleichterung."

Die Lebensumstände sind in unserer heutigen Zeit besser geworden. Viele Menschen haben inzwischen einen Balkon oder eine Terrasse, wo sie schon die ersten Sonnenstrahlen im Februar oder März genießen können und dadurch bereits Vitamin D bilden. Ein blauer Himmel und Sonnenschein kann unsere Stimmung ungemein heben und wirkt wie eine Therapie gegen Depressionen für uns Menschen. Sonnenlicht schenkt Energie und wirkt sich positiv auf unsere Gesundheit aus.

Eine Studie in England besagt, dass Vitamin D, welches durch Bestrahlung der Haut mit Sonnenlicht entsteht, dem oral aufgenommenen Vitamin D weit überlegen ist.

Es wurden 100 Patienten in Bezug auf ihre Vitamin-D-Aufnahme untersucht. Dabei wurde aufgezeichnet, wie lange der Einzelne dem Sonnenlicht ausgesetzt war. Dabei zeigte sich ein direkter Zusammenhang zwischen der Menge an Kalzium und Phosphor im Blut und der Dauer der Sonnenlichtaufnahme. Je länger die Bestrahlung einwirkte, desto höher waren die Werte für Kalzium und Phosphor und damit sehr wichtig für den Knochenbau.

Vitamin D wird durch Sonnenbestrahlung in der Haut gebildet und anschließend ins Blut aufgenommen. Vitamin D wird auch im Darm zur Bildung von Kalzium benötigt und es reguliert die Aminosäuren dadurch, dass es den Verlust über die Nieren vermindert.

Hautempfindliche müssen sehr aufpassen, dass sie keinen Sonnenbrand bekommen. Diesen kann man weitgehend verhüten, wenn man durch Einnahme von Antioxidantien der Bildung von freien Radikalen entgegenwirkt. Stundenlanges Baden in der Sonne muss unbedingt vermieden werden. Eine gute Zeitspanne sind zehn Minuten Vorderseite und zehn Minuten Rückseite.

Zu viel Fettaufnahme schadet ebenfalls und sollte genauso verhindert werden, das gilt auch für mehrfach ungesättigte Öle. Immer sollte darauf geachtet werden, dass aufgrund einer gesunden Ernährungsweise (frisches Obst und Gemüse) der Organismus auch vor Sonnenbrand besser geschützt ist.

In seinem Buch „Sonnenlicht und Gesundheit" sagt Dr. Kime auf die Frage, womit man seine Haut durch Schäden vor Sonnenbestrahlung schützen soll, „durch nichts". Er meint „saubere Haut ist das Beste." Nur mit klarem Wasser gewaschen, weil Seifenfilme oder

Kosmetika die Haut empfindlich machen können. Ich würde n a c h dem Sonnenbad eine Kamillenlotion verwenden.

Sonnenbäder können auch die Leistung des Herzens steigern, wie Untersuchungen ergaben. Vielleicht interessiert es Sie zu wissen, dass Cholesterin und Vitamin D verwandt sind. Wenn eine Vorstufe (7-Dehydro-Cholesterin) dem Sonnenlicht ausgesetzt wird, verändert es sich zu Vitamin D und wird dadurch für den Körper unschädlich.

Bei Untersuchungen wurde festgestellt, dass Patienten zwei Stunden nach Sonnenbestrahlung ihren Cholesteringehalt im Blut um 13 % senken konnten.

Die Tatsache, dass gemäßigter Sonnengenuss Cholesterin als Ablagerung reduziert und so zu einer gravierenden Abnahme von Serumcholesterin und Triglyzeriden führt, was somit der Arteriosklerose bedeutsam entgegenwirkt, kann nur als erfreulich bezeichnet werden.

Auch russische Studien konnten beweisen, dass durch langsam steigernde, tägliche Sonnenbestrahlungen Verhärtungen der Arterien im Herzen erfolgreich therapiert werden können. Die russischen Studien haben auch gezeigt, dass viele kurze Sonnenbestrahlungen effektvoller sind als eine lange.

Lassen Sie sich also die Sonne nicht madig machen. Genießen Sie anfangs minutenweise, dann steigern bis zu 15 bis 20 Minuten je Körperseite, damit tun Sie ihrem Herzen und Ihren Gefäßen Gutes.

Lassen Sie doch mal Ihren Vitamin-D 3 Spiegel bei einem Arzt oder Heilpraktiker überprüfen, vielleicht haben Sie einen Mangel ohne es zu wissen, besonders wenn Sie an Harnwegs- und Unterleibsinfektionen, schwachem Immunsystem, chronischer Bronchitis oder öfters an grippalen Infekten leiden. 2000 IE sind in solchen Fällen nicht zu hoch angesetzt.

Vitamin D hat einen ausgesprochen positiven Effekt auf die Herzmuskelleistung, indem es diese regulierend beeinflusst. Sehr vielen Menschen könnte bei Altersgebrechen mit einer umfassenden Vitamingabe geholfen werden, insbesondere auch damit, dass der Vitamin-D-Spiegel immer hoch genug ist.

Über 90 % unserer Bevölkerung siechen in Altersheimen (Demenz) vor sich hin, sterben an Krebs, an vorzeitigem Herz-Kreislauf-Versagen, aber nicht, wie es eigentlich sein sollte, friedlich im eigenen Bett an ganz normaler Altersschwäche. Es wird angenommen, dass sich die genannten Erkrankungen in einem rasanten Aufwärtstrend befinden. Es gibt viele Ärzte, die mit gesunder Vorsorge dem entgegen wirken möchten. Leider können sich nur finanziell gut gestellte Patienten das leisten. Andere, die das Geld nicht aufbringen, können auf diese Weise nicht vorsorgen, weil die Kassen bislang die Zahlungen für Vitamine zur Prävention ablehnen.

Nur in Ausnahmefällen, z. B. nach Operationen oder nach Chemo-Therapien werden die Kosten hierfür kurzfristig übernommen. Stattdessen werden Unsummen dafür ausgegeben, z.B. um Diabetikern die Beine zu amputieren. Auch sonstige unnötige Operationen werden anstandslos bezahlt. Neulich konnte ich die

Aussage eines Arztes hören, der sagte: es werden um 50 % zu viele Operationen ausgeführt. Unser Gesundheitssystem ist zwar gut, aber in vielen Dingen einfach nur absurd.

Deutschland ist ein Vitamin-D-Mangel-Land. Der Mangel wäre leicht diagnostizierbar, jedoch ist die Bestimmung noch keine Routineuntersuchung. Weil der Mangel beim Großteil der Bevölkerung nicht ausgeglichen wird, entwickeln sich sehr viele chronische Krankheiten, die deutlich zur Kostensteigerung beitragen. Vitamin D könnte vielen Menschen helfen und würde Kosten senken helfen. Es ist entscheidend, genügend Vitamin D täglich aufzunehmen, denn die bisherige Mengenangabe nützt nicht sehr viel oder gar nicht.

Werden Sie tätig und sprechen Sie mit Ihrem Hausarzt. Lassen Sie sich einen Vitamin-D-Spiegel anfertigen und wenn Sie Glück haben ist er bereit, eine Dokumentation für Sie anzulegen.

Hier eine kurze Übersicht von Erkrankungen, die im Vitamin-D-Mangel ihre Ursache haben können.

*   Chronische Infekte,
*   häufige Infektanfälligkeit,
*   Paradontitis
*   Osteoporose
*   rheumatische Arthritis
*   Diabetes Typ 1 und Typ 2
*   Multiple Sklerose
*   Morbus Bechterew
*   Morbus Crohn
*   Colitis ulcerosa

- Epilepsie
- Depression
- Schlafstörungen,
- Herz-Kreislauf-Erkrankungen

und einige mehr.

Was ist zu beachten bei der Einnahme von Vitamin D? Nachdem Vitamin D 3 auch zur Kalziumeinlagerung benötigt wird, sollten Sie auf gute Qualität beim Vitaminkauf achten.

Bevorzugen Sie Kapseln, denn es könnte sein, dass Tabletten kaum eine Wirkung bringen aufgrund der hohen Temperatur, mit der sie gepresst werden und die heilsamen Moleküle dabei Schaden nehmen.

Auch sollte es sich um ein Produkt aus natürlichen Rohstoffen handeln und nicht chemisch hergestellt sein. Nur durch eine solche Zusammenstellung haben Sie weitgehendst Sicherheit, dass Ihr Vitamin-D-Haushalt auch ausgeglichen wird und Ihnen nützt. Man konnte auch feststellen, dass eine ölige Verabreichung wirksamer ist als andere Mischungen.

Vitamin A und D ergänzen sich und sind einzeln aufgenommen nicht so hilfreich, als wenn die beiden Vitamine in einer Mahlzeit zusammen vorkommen. Wissenschaftliche Studien haben ergeben, dass ein getrenntes Zuführen die Balance dieser Vitamine stören kann und das Gleichgewicht nicht aufrecht erhalten wird.

Wer viel Vitamin D einnimmt ohne Vitamin A, könnte das Risiko eingehen, dass er einen Vitamin-A-Mangel bekommt. Vitamin-D-Rezeptoren sind im menschlichen Körper in mehr als 50 Gewebeteilen vorhanden. Dieses Vitamin ist also äußerst wichtig für uns und man sollte es zu keinem Mangel kommen lassen.

Wenn Sie Vitamin D 3 hochdosiert einnehmen (tgl. 5000 IE oder mehr) ist es angebracht, dass Sie dazu Vitamin K 2 einnehmen.

Die Unterschiede zwischen Vitamin K 1 und K 2 sind so groß, das Überlegungen angestellt werden, andere Bezeichnungen zu wählen, um Missverständnisse zu vermeiden.

Falls Sie es noch nicht wissen, nur so viel:

Vitamin K 1 nimmt man mit allen grünen Blattgemüsen auf. Es ist wichtig für die Blutgerinnung.

Vitamin K 2 findet man in Butter, Eidotter, Käse, Salami, Hühner- und Rindfleisch sowie Natto. Natto ist ein fermentiertes Lebensmittel aus Japan. Nachdem es aber nicht so sehr von gesundheitlichem Nutzen ist, allzuviel von diesen Nahrungsmitteln zu konsumieren, sollte man sich um ein gutes Nahrungsergänzungsmittel umsehen, damit der Vitamin K 2-Bedarf gedeckt wird.

Hochdosiertes Vitamin D3 geht bei Einnahme sofort dazu über, defekte Knochen, Gelenke und Knorpeln zu reparieren. Dazu wird ein Protein (Matrix Gla) benötigt, das den Kalziumanteil im Blut reguliert. Dieses Protein hemmt oder fördert die Kalzifizierung.

Bei zu geringer Carboxylierung führt dieses Protein u. U. zu einer Verkalkung der Blutgefäße. Die Knochen erhalten dann zu wenig Kalzium und können so nicht vollständig repariert werden.

Es ist also wichtig, ausreichend K 2 im Körper vorrätig zu haben. Matrix Gla (Protein) findet sich überall in unserem Körper, sowohl in Geweben als auch in Knochen, Knorpeln und Gelenken.

Vitamin E ist jedem bekannt und sehr wichtig für unser Gefäßsystem. Sollten Sie noch nicht erfahren haben, dass es eine neue Generation von Vitamin E gibt, so weise ich Sie auf darauf hin, dass es sich hier um „Delta-Fraction Tocotrienols" handelt. Bei dieser Art handelt es sich um ein Produkt aus Annattobohnen, die sich durch besonders hohe Tocotrienolgehalte auszeichnen. 100 mg pro Tag als Vorbeugung sind ausreichend.

Tocotrienole bilden mit den Tocopherolen die Gruppe der E-Vitamine. Es handelt sich um fettlösliche Antioxidantien, die Fette, Öle und Zellmembranen schützen. Erfreulich an diesem neuen Produkt ist, dass die antioxidative Wirkung der Tocotrienole die der Tocopherole um das 40-bis 60fache übertrifft. Doch ich will Sie hier nicht mit wissenschaftlichen Ausdrücken bombardieren.

Das sind jedenfalls die wichtigsten Vitamine, um Ihr Herz zu schützen. Alle Vitamine sind Werkzeuge für unseren Körper und erhalten uns in vieler Hinsicht gesund. Im Anhang zeige ich Ihnen spezielle Herzvitamine der Firma Delta Nutritiens/NL, die hervorragend und nur aus natürlichen Rohstoffen hergestellt sind.

Wenn auch immer wieder in Presse oder anderen Medien eine bestimmte Lobby behauptet, dass Ernährung ausreicht und wir nicht zusätzlich Nahrungsergänzungsmittel benötigen, so kann ich mich darüber nur wundern und auch ärgern.

Ich nehme seit meinem 50. Lebensjahr ununterbrochen die aufgezeigten Vitamine und einige mehr zu mir, und ich konnte mich dadurch bis heute „chemiefrei" halten.

Empfehlenswert wäre auch das diätetische Lebensmittel Orthomol Cardio, das viele der für das Herz notwendigen Stoffe vereint. Die Packung reicht für 1 Monat. Allerdings sollten Sie zusätzlich noch ein Q 10-Präparat nehmen, da die Tagesdosis in Orthomol Cardio gerade mal 15 mg beträgt.

Bei angeschlagener Gesundheit sind Nahrungsergänzungsmittel hilfreich für die Zellen und setzen an der Ursache an.

Da mir die Vitamine sehr am Herzen liegen, weise ich Sie an dieser Stelle nochmals auf das Buch von Earl Mindell, „Die Vitaminbibel -Vitamine, Bausteine für ein gesundes, langes Leben", hin. Das Buch kostet 9,95 Euro und wird Ihnen bei Amazon auch versandkostenfrei zugeschickt.

5. Die drei wichtigsten Mineralien

Magnesium

Sorgen Sie unbedingt dafür, dass Ihre Gefäße elastisch bleiben. Vermeiden Sie eine Arteriosklerose. Das können Sie mit viel Bewegung und gesunder, fettarmer Ernährung erreichen. Dies ist eminent wichtig, denn eine sitzende Tätigkeit ohne ausreichende Bewegung fördert die Verdickung des Blutes, es kann nicht mehr richtig fließen und so einen Blutstau erzeugen. Ebenso möchte ich an dieser Stelle erwähnen, dass wir immer genug Wasser trinken sollen. Hierzu gehört auch eine tägliche Aufnahme von Magnesium.

Der Organismus eines Erwachsenen enthält ungefähr 20 – 30 g Magnesium, davon sind 50 – 70 % in Knochen eingelagert. Magnesium ist an 300 enzymatischen Reaktionen beteiligt und für den Stoffwechsel unentbehrlich. Es unterstützt das Herz, indem es die elektrischen Signale stabilisiert. Es ist ein hervorragendes Mittel zur Arteriosklerose-Prophylaxe und ein Helfer bei hohem Blutdruck. Auch unterstützt es die normale Insulinfunktion, hilft gegen Blutungen sowie auch bei Gebärmutterhalsschwäche. Um richtig wirken zu können, benötigt es die Vitamine B 1, B 6, C, D und Proteine.

In Fachkreisen nimmt man an, dass jeder zweite Bundesbürger zu wenig Magnesium aufnimmt. Berufstätige, die langfristig unter Anspannung stehen, sollten unbedingt mehr Magnesium aufnehmen, denn für den dann auch gestressten Herzmuskel ist es die reine Erholung und Medizin. Bei ausreichender Magnesiumgabe verringert sich die Adrenalin- und Cortisolausschüttung. Dadurch, dass es als Kalziumantagonist auftritt, wird eine Überladung mit Kalzium verhindert und die Herzfrequenz verbessert. So werden Herzrhythmus und die Erregerleitung günstig zum Schutz des Herzmuskels beeinflusst. Auch zeigt es sehr gute Wirkung bei nervösen Herzbeschwerden.

Magnesiumhaltige Nahrungsmittel sind unter anderem, Sojabohnen, Haselnüsse, Walnüsse, Mandeln, Datteln, Feigen, Pinienkerne, Kakao, Hülsenfrüchte und Vollkorngetreide.

Bei folgenden Symptomen haben Sie es mit höhergradigem Magnesiummangel zu tun:

* Kopf- und Nackenschmerzen,
* Neigung zum Weinen,
* depressive Stimmung,
* Druck auf der Brust,
* Unsicherheit beim Gehen,
* Schmerzen und Stiche in der Herzgegend,
* schlechte Verdauung,
* Völlegefühl nach dem Essen,
* Grieß in den Nieren,
* Haarausfall,
* Kribbeln,
* Muskelkrämpfe,
* Wadenkrämpfe,
* Nervosität.

Alle löslichen Magnesiumverbindungen sind gleich wirksam, ob Chlorid, Ascorbat, Carbonat, Citrat, Aspartat, Malat, Succinat. Ist genügend Magnesium im

Körper vorhanden, verhindert es Verkalkungen, auch im Gehirn, Nierensteine und vor allem Arthrose.

Frau Ana Maria Lajusticia Bergasa, die das Büchlein KAMPF DER ARTHROSE geschrieben hat, war selbst jahrzehntelang krank, bevor sie das segensreiche Magnesium entdeckte. Sie behandelte Hunderte von Menschen und konnte ihnen je nach Schweregrad mit einer täglichen Gabe von 1, 2 oder 3 Gramm Magnesium helfen. Unter anderen behandelte sie eine Frau, diese Geschichte möchte ich Ihnen widergeben, damit Sie erkennen, wozu Magnesium fähig ist. Ich möchte, dass möglichst viele Menschen von diesem Wissen profitieren und schreibe es deshalb für alle zugänglich in den Blog.

Nun wörtlich aus dem Buch von Frau Bergasa:

„Bei einem anderen bemerkenswerten Fall handelt es sich nicht um Arthrose, sondern um eine Lungenverkalkung. Es war ebenfalls in Zaragoza. eine sehr hübsche Frau von ungefähr 43 Jahren, verwitwet, kam zu mir in die Sprechstunde. Das Sprechen machte ihr große Mühe, da sie anscheinend starkes Asthma hatte. Aus dem, was sie sagte, ergab sich aber, dass ihre linke Lunge vollkommen verkalkt war, so dass sie mit ihr keine Luft bekam. Von der rechten Lunge arbeitete nur noch ein Viertel, der Rest war ebenfalls verkalkt. Ihre Atmung betrug also nur noch ein Achtel der normalen Menge. Sie wußte, dass sie langsam würde ersticken müssen, wenn die Verkalkung des verbliebenen freien Restes nicht aufzuhalten war. Ich war erschüttert. Sie war schon bei sechzehn Ärzten gewesen. Alle hatten übereinstimmend erklärt, dass sie nichts mehr machen könnten.

Ich berichte diesen Fall hier, damit Sie Bescheid wissen, wenn Sie etwas Ähnliches hören, und damit Sie sagen können, dass es noch eine Hoffnung gibt.

Damals allerdings hatte ich keinerlei diesbezügliche Erfahrungen. Aber die Frau hatte auf mich ihre letzte Hoffnung gesetzt, nachdem alle Mittel der üblichen Medizin erschöpft waren und auch eine vegetarische Lebensweise, mit der sie es versucht hatte, keinen Erfolg brachte.

Ich sagte ihr also, dass mir nie ein ähnlicher Fall begegnet sei, ich deshalb keine Erfahrung auf diesem Gebiet habe und ich ihr deswegen nichts versprechen könne. Aber ich empfahl ihr, meine Methode gewissenhaft und mit Ausdauer anzuwenden, weil mir folgender Gedanke gekommen war. Das Magnesium hatte schon in vielen Fällen vor Arteriosklerose geholfen. Bei ihr handelte es sich ebenfalls um Kalkablagerungen, durch die sich die Haargefäße zu den Lungenbläschen verhärtet hatten. Sollte das Magnesium nicht auch diese Ablagerungen beseitigen können?

Das erklärte ich der armen Frau, damit sie sah, dass meine Vorschläge nicht einfach so dahingesagt waren, sondern dass sie logisch begründet waren.

Der Fall ließ mir keine Ruhe. Damals war ich noch nicht in Kanada gewesen, wo ich dann verschiedene Vorträge darüber hörte, wie Nieren- und Arterienverkalkungen mit Hilfe von Magnesiumsalzen erfolgreich behandelt worden waren.

Im Juni des folgenden Jahres – der Besuch in meiner Sprechstunde war im Oktober 1975 gewesen – machte

mir die Frau aus Zaragoza dann unter Freudentränen
die wundervolle Mitteilung, dass ihre beiden Lungen-
flügel wieder arbeiteten. Man hatte sie gerade einer
Untersuchung unterzogen, aus der sich, zum größten
Erstaunen der behandelnden Ärzte, dieser Befund
ergeben hatte. Nur an den Stellen, wo die Verkalkung anscheinend angefangen hatte und deshalb am
stärksten war, waren noch zwei kleine Herde zurück-
geblieben."

Soweit der Bericht von Frau Bergasa.

Ausreichend Magnesium kann bei so manchen
Anfälligkeiten im Herz-Kreislauf-Bereich, bei Mus-
kelverspannungen, Osteoporose, innerer Unruhe, die
auch zu Schlafproblemen führt, bei Stress, zu hohem
Blutdruck, bei Schmerzen, Nierenproblemen und
sonstigen Überlastungen, zu einem besseren Gesund-
heitsniveau führen.

Magnesium ist ein Mineral, das sich an 300 wichtigen
Prozessen im Körper beteiligt. So ist es verantwortlich
u. a. für die Herstellung von Aminosäuren zu Muskel-
protein. Auch die Verstoffwechslung von Eiweißen,
Kohlehydraten und Fetten funktioniert durch die Hilfe von gut 300 Enzymen, die durch das Magnesium
aktiviert werden.

Es ist hinreichend bekannt, dass die heutige Gesellschaft größtenteils überhöhte Eiweißmengen zu sich
nimmt, ohne einen ausreichenden Anteil von Gemüse und Salaten zu verzehren. In diesem Fall führt der
entstandene Magnesiummangel zu Kalziumverlusten.
Des Weiteren wird schon von Kind an zu viel Süßes
konsumiert. Zu hoher Zuckerverbrauch verlangt nach

mehr Magnesiumeinnahme, denn Zucker neutralisiert Magnesium.

Hyperaktivität, Muskelkrämpfe, Muskelzucken, unregelmäßige Herzschläge, Verhärtung der Arterien, Herzrasen, Schwäche, Rückenschmerzen und mehr, können ein Anzeichen von Magnesiummangel sein.

Vielfach wird angenommen, dass Kalziummangel die Ursache ist, doch Forschungen haben ergeben, dahinter steckt meist ein Magnesiummangel. Wenn Kalzium nicht im richtigen Verhältnis zu Magnesium eingenommen wird, kann es die Magnesium-Reserven reduzieren. Kalzium braucht Magnesium, um assimiliert zu werden. Daran kann man erkennen, dass Magnesium der wichtigere Teil ist. Magnesium arbeitet selbständig im Körper und kann auch alleine eingenommen werden.

Haben wir vermehrt Kalzium im Körper, ist das häufig die Ursache der vor erwähnten körperlichen Zustände und zeigt uns einen Magnesiummangel an. Überschüssiges Kalzium zählt heutzutage zu den Hauptursachen von Herzanfällen, Nierensteinen, vorzeitiger Alterung, Gefäßstarre, Depressionen und vielen unliebsamen Befindlichkeiten.

Genügend Magnesium ermöglicht, dass Kalzium assimiliert wird, es kann Kalziumeinlagerungen auflösen und so den Körper durch Abführung entlasten.

Leider gibt es auf dem Markt viele Produkte, die im falschen Verhältnis zueinander stehen. Bei einer dauerhaften Einnahme von Kalzium und Magnesium sollte die Zusammensetzung 2 Teile Kalzium und 1

Teil Magnesium sein. Allerdings benötigen sehr viele
Menschen zusätzlich Magnesium, wenn ein jahrelan-
ges Missverhältnis bereits entstanden ist. Weil unser
Körper ständig verbrauchtes Magnesium ausscheidet,
ist es absolut notwendig es täglich neu aufzunehmen.
Achten Sie darauf, dass Sie ein gutes Magnesiumzitrat
einnehmen.

Magnesium kontrolliert auch das Gleichgewicht von
Kalium und Natrium. Es hält Natrium außerhalb der
Zellen und Kalium in der Zelle. Das sorgt für einen
ausgewogenen Wasserhaushalt. Wäre dem nicht so,
würde Kalium sehr schnell ausgeschieden werden und
somit einen Kaliummangel erzeugen, den Sie dann als
Erschöpfung, Schwäche und mehr wahrnehmen.

Kalzium gehört zu den Hauptmineralien, braucht aber
Magnesium, damit es assimiliert werden kann. Wer
viel Milch trinkt und nicht ausreichend Magnesium
aufnimmt, wird sehr wahrscheinlich einen Magnesiummangel produzieren, denn mit der Milch nimmt
man 8 Teile Kalzium und lediglich 1 Teil Magnesium
auf. Aufgrund von Magnesiummangel bleibt demzufol-
ge zu viel Kalzium im Körper. Das ergibt die bekannten
Kalziumablagerungen in den Gelenken (Arthritis) oder
kann zu Gallen- oder Nierensteinen führen. Nicht aus-
zuschließen ist in seltenen Fällen eine Verhärtung des
Gehirns (man wird senil) und auch andere Körperteile
können betroffen sein.

*Merke: Kalzium immer mit Magnesium
einnehmen und zwar im richtigen Verhältnis!
Haben Sie Magnesiummangel, erhöhen Sie
für einige Zeit die Magnesiumdosis, um das
Defizit auszugleichen.*

Amerika hat den höchsten Milchkonsum und weist
ebenfalls den höchsten Verbrauch von Kalzium-Nah-
rungsergänzungen auf. Man müsste also annehmen,
dass in Amerika kaum Osteoporose vorkommt. Tatsache ist: das Gegenteil ist der Fall, dort herrscht die
höchste Rate von Osteoporose.

Schon mehrmals habe ich in meinen Schriften erwähnt, dass das Herz ein zu pflegender Muskel ist.
Weisen wir ein ausgewogenes Verhältnis von Kalzium und Magnesium auf, wird das Herz gleichmäßig
schlagen. Kalzium spannt den Herzmuskel an, Magnesium entspannt. Bei einem Magnesiummangel wird
der Herzschlag unregelmäßig. Entweder schlägt es
zu schnell oder zu langsam oder gelegentlich rast es.
In solchen Fällen ist dringend anzuraten, genügend
Magnesium einzunehmen. Man sollte unbedingt vermeiden, dass es zu Spasmen des Herzmuskels kommt.
Ein solcher Krampf kann bewirken, dass das Herz für
eine Sekunde zu schlagen aufhört, man spricht dann
vom "leichten Herzanfall". Kommt es jedoch zu einer
längeren Anspannung und verschließt sich dadurch
der Muskel kann das den Herzstillstand bedeuten –
unser Lebensende -, wir sterben eines natürlichen
Todes.

Genügend Magnesium hätte das vermutlich vermeiden können.

Also ganz gleich, welche Art von leichteren, gelegentlich verspürten Herzbeschwerden Sie haben, sorgen
Sie für ausreichend Magnesium in Ihrem Körper, das
sind Sie Ihrem Herzen schuldig.

Kalium

Immer abgeschlafft und chronisch müde?

Geht es Ihnen auch öfters so, dass Sie sich schon beim Aufstehen müde und erschöpft fühlen? Sie glauben, doch gut geschlafen zu haben und dennoch fehlt Ihnen die nötige Frische den Tag zu beginnen.

Dauert dieser Zustand länger an, sollte das als Alarmzeichen für Ihre Gesundheit angesehen werden. Seelische oder körperliche Funktionen können gestört sein oder Mängel an Vitalstoffen liegen vor.

Auswirkungen von chronischer Müdigkeit

Chronische Müdigkeit erkennt man häufig daran, dass der tägliche Arbeitsablauf nur mit größter Unlust begangen wird. Dinge, die während der Freizeit gerne gemacht wurden, gibt man auf. Die bisher gewohnte Unternehmungslust ist wie verflogen und zeitweilig macht sich tiefe Entmutigung breit. Man weiß, dass man viel mehr anpacken könnte, wenn nur diese lähmende Müdigkeit nicht wäre. Die täglichen Aufgaben bewältigt man nur mit größter Disziplin und erledigt sie ohne Freude. Zwischenzeitlich ist immer wieder mal ein Tag dabei, an dem man wie früher gewohnt, alle Arbeiten spielend erledigt. Doch solche Tage gibt es immer seltener.

Wenn Sie sich angesprochen fühlen, wäre es gut, sich zu fragen: Wann gehe ich ins Bett? Wie lange schlafe ich gut durch?

Im Winter kann es häufiger zu solchen längerfristigen Müdigkeitserscheinungen kommen. Gründe können sein:

- zu viel künstliches Licht,

- zu spät zu schwer zu Abend gegessen,

- zu viele trübe Gedanken beim Einschlafen,

- zu wenig frische Luft,

- zu wenig Bewegung,

- zu viele Ängste um die Existenz u.v.m.

Möglicherweise sollten Sie auch Ihren Ernährungsplan überprüfen. Essen Sie z. B. zu viele Weizenprodukte , kann das zu erhöhter Müdigkeit beitragen. In so einem Fall wäre es günstiger, Brot- und Gebäcksorten zu wählen, die aus Roggen, Dinkel oder Buchweizen bestehen. Es ist interessant zu wissen, dass Vögel keinen Weizen fressen und Hühner nur, wenn sie nichts anderes bekommen.

Anstelle von zu viel Fleisch bevorzugen Sie Meeresfrüchte. Im Fisch befinden sich Jod und Mineralien, die Ihrer Lebenslust auf die Sprünge helfen.

Um ein berufliches oder gesellschaftliches Ziel zu erreichen ist es notwendig, ein gesundes Leben zu haben. Man muss bei Kräften bleiben und dafür auch einiges tun, um wirklich mit Freude und Tatkraft durch den Tag zu gehen. Es kann für den Einzelnen sehr frustrierend sein, wenn körperliche oder gefühlsmäßige Beeinträchtigungen es unmöglich machen, sich gesetzte Höhepunkte zu erreichen.

Leiden Sie schon länger an chronischer Müdigkeit ist zunächst eine ärztliche Abklärung notwendig. Ergibt diese keine Besonderheiten und wird organisch nichts festgestellt, liegt es an Ihnen, Ihre seelische Befindlichkeit zu ergründen.

Achten Sie auf die Signale Ihres Körpers und beantworten Sie für sich folgende Fragen:

- Wo sagt Ihr Körper nein?
- Wo haben Sie sich in der Vergangenheit eventuell zu viel zugemutet?
- Wo können Sie mit Ihrer Tageseinteilung ökologischer umgehen?
- Wo denken Sie zu wenig an sich?
- Warum schieben Sie die Erfüllung Ihrer Wünsche immer wieder hinaus?
- Macht Sie dieses Hinausschieben unglücklich?
- Warum fürchten Sie Veränderungen die längst umgesetzt werden müssten?
- Wo pflegen Sie Ihre Ängste besonders intensiv und warum?
- Wo laufen Sie vor sich selbst davon?
- Wo sind Sie unehrlich zu sich selbst?
- Wo pflegen Sie die Gewohnheit obwohl Sie längst etwas verändern möchten?
- Wo lassen Sie sich Ihre Lebensgestaltung überwiegend von anderen Menschen dirigieren?

Solche Fragen könnte man noch beliebig fortsetzen. Es ist wichtig, sich damit zu befassen, um herauszufinden, wo der Knoten ist, der aufgelöst werden muss. Wenn Sie nicht dazu bereit sind, in sich hineinzuhorchen und die Dinge auf den Punkt zu bringen, werden Sie Ihre Müdigkeit weiterhin ertragen müssen, denn Körper und Geist brauchen einen Ruck, damit sich wieder Freude und Gesundheit im Leben einstellt.

Auf der körperlichen Ebene ist Kalium-Mangel eine der Ursachen für chronische Müdigkeit. Bei Kalium-Mangel leiden die Menschen auch unter häufigen Kopfschmerzen, hohem Blutdruck, Schwindelgefühlen, Nierenbeckenentzündung, Übergewicht und mehr.

Auch ich musste erfahren, was Kaliummangel bewirken kann. Obwohl ich stets darauf achte, es meinem Herzen gut gehen zu lassen, hatte ich es im Sommer 2011 mit Herzschmerzen und Herzrhythmusstörungen zu tun, was mich etwas aus der Ruhe brachte. Ich konnte mir keinen Reim darauf machen und ging kurzerhand mal wieder zu meiner Therapeutin, um mein Blut untersuchen zu lassen.

Nun stellte sich heraus, dass ich massiv an einem Kaliummangel litt, ebenso war Kalzium, Magnesium, Eisen und Kupfer sehr an der Grenze. Der auffallendste negative Wert war jedoch Kalium.

Vermutlich liegt es daran, dass man im Sommer wesentlich mehr schwitzt und wenn nicht ständig der Körper durch Nahrung oder Nahrungsergänzung unterstützt wird, kommt es zu solchen gravierenden Mängel.

Kalium wirkt in den Zellen, gemeinsam mit Natrium (außerhalb der Zellen) reguliert es den Wasserhaushalt.

Hat man zu wenig Kalium kann es trotz ausreichender Zufuhr von Magnesium zu Muskelkrämpfen, Erschöpfungszuständen, Antriebslosigkeit, Ödemen, zu einer Hypoglykämie (Blutunterzuckerung) oder Herzrhythmusstörungen kommen. Das Gehirn bekommt zu wenig Sauerstoff, Bluthochdruck und Allergien können begünstigt werden.

Die Zufuhr von Kalium ist sehr wichtig während einer Fastenzeit, nach sportlichen Aktivitäten, bei Schweißverlusten oder Durchfall. Die Niere ist nicht in der Lage, einen Kaliumverlust durch Abbremsung der Ausscheidung abzufedern.

Sie können den Kaliumverlust ausgleichen mit Präparaten aus der Apotheke oder auch mit Schüßler Salzen Nr. 4, 5 und 6. Ein Überschuss an Kalium wird in der Regel problemlos über die Nieren ausgeschieden, allerdings bei sehr stark eingeschränkter Nierenfunktion ist ärztliche Überwachung notwendig.

Sie finden Kalium in Blattgemüse, Minze, Tomaten, Bananen, Kartoffeln, Zitrusfrüchte, getrockneten Karotten, Aprikosen, Steinpilzen, Weizenkleie, Rosinen, verschiedenen Nüssen und mehr.

Als optimale Tagesmengen werden zwischen 2 und 4 g Kalium angegeben.

Kalzium

Ein ausgeglichener Kalzium-Blutspiegel fördert die Aktivität des Prothrombins, was außerordentlich wichtig ist, damit die Gerinnungsfähigkeit des Blutes gewährleistet ist. Kalzium übt im Blut und in den weichen Geweben also akut lebensnotwendige Funktionen aus. Wir müssen deshalb stets für einen ausreichenden Kalzium-Blutspiegel sorgen, denn fehlt die Zufuhr von genügend Kalzium, wird sich der Körper aus den Knochen bedienen und das kann uns nicht nur die gefürchtete Osteoporose bescheren.

Gerade in den heißen Sommermonaten kann der Kalziumspiegel drastisch sinken, weil die meisten Menschen jetzt vermehrt zu Obst und säuerlichen Getränken greifen. Diese Nahrungsmittel benötigen Kalzium, um den Säuregehalt der Ernährung (aus Weißmehlprodukten, Gebäcksorten, tierischen Proteinen) zu neutralisieren.

Bedenken Sie auch, dass durch Schweißverlust der Mineralienspeicher ständig aufgefüllt werden muss, um nicht ins Minus zu rutschen, darüber haben wir ja schon im Artikel „Verlust von Mineralstoffen durch starkes Schwitzen" in unserem Blog berichtet.

Unsere Zähne bedürfen ausreichend Kalziums, um sie lange gesund zu erhalten. Immerhin ist dieses Mineral mit 2 % des Körpergewichts der am häufigsten vorkommende Mineralstoff. Circa 99 % vom gesamten körpereigenen Kalzium befinden sich in Knochen und Zähnen.

Wenn Sie kein so großer Gemüseesser sind, würde ich Ihnen empfehlen, Kalzium in Citratform einzunehmen. Die Citratform wird besser absorbiert, was für Menschen, die eventuell Antazida oder H2-Blocker einnehmen, wichtig ist. Aber auch wenn dies nicht der Fall ist, wird im Allgemeinen die Citratform besser ausgenützt und vertragen.

Lassen Sie mich bitte nochmals wiederholen:

Kalium, Magnesium und Kalzium sind überaus wichtig, um eine Übersäuerung des Körpers zu vermeiden. Lassen Sie des Öfteren diese Werte bei Ihrem Arzt, Ihrer Ärztin oder Heilpraktiker/in bestimmen, dann können Sie sicher sein, dass Sie nicht in einen Mangelzustand kommen.

Gerade bei gestressten oder sonst stark beanspruchten Menschen ist dies ein MUSS!

Diese drei Mineralien in richtiger Dosierung eingenommen, können Herzinfarkt und Nierensteine vorbeugen.

Denken Sie bitte immer daran, dann tun Sie viel für Ihre Kreislaufgesundheit.

Kalziumcitrat erhalten sie in Ihrer Apotheke.

Wie wirken Phosphat, Kalzium und Magnesium im Körper miteinander?

Die Anfrage eines Kunden, was Phosphate oder Phosphor im Menschen bewirken und wie es sein, kann, dass man zu wenig davon hat, brachte mich dazu, darüber zu schreiben. Dieser Punkt ist sicher für viele Menschen interessant.

Es handelt sich bei Kalziumphosphat in den Knochen um Phosphate, die als lebenswichtige Spurenelemente für Menschen und Tiere gelten. Ohne dieses Element würden unsere Knochen instabil, ihnen würde die Festigkeit fehlen und es würde äußerst schwierig sein, Druck auf die Knochen auszuüben.

Phosphat ist bekanntermaßen in allen Nahrungsmitteln enthalten, vorwiegend jedoch in eiweißreichen Lebensmitteln wie Fleisch, Fisch, Eier, Käse, Vollkorngetreide, Nüsse, Kakao u.v.a. Phosphor ist ein wichtiger Baustein für viele Moleküle im Organismus und zählt neben Kalium, Natrium, Schwefel und Magnesium zu den essentiellen Elementen.

Im Organismus kommt Phosphor als Phosphat vor. Phosphor hat eine große Bedeutung in der Umwandlung, Verwertung und Speicherung zellulärer Energie. In der Nahrungszufuhr gilt es als günstig, Kalzium, Phosphat und Magnesium im Verhältnis 1 : 1 : 0,5 aufzunehmen. Es sollte darauf geachtet werden, nicht zu viel Phosphat und zu wenig Kalzium und Magnesium zu sich zu nehmen, weil dadurch eine Übersäuerung entstehen könnte, die den Abbau von Kalzium und Magnesium zur Folge hätte.

Es würde nicht viel Sinn machen, nur viel Phospate einzunehmen ohne gleichzeitig auch auf die Aufnahme von Zink, Vitamin D3, Kupfer, Mangan, Silicium, Magnesium und Kalzium zu beachten. Nur durch die ergänzende Einnahme genannter Spurenelemente und Vitamine kann die Verfügbarkeit für Knochen und Zähne gewährleistet werden.

Phosphate werden zu 60 bis 80 % über die Nieren ausgeschieden, der Rest über den Darm.

Ein kleiner Teil geht auch durch Schweiß verloren.

Es kommt ganz selten vor, dass Menschen einen Mangel an Phosphor haben und wenn, dann kann es daran liegen, dass in einem solchen Fall die Kalziumeinnahme überhöht ist bzw. ein Vitamin D3-Mangel als Ursache gilt.

Das Gegenteil ist wesentlich häufiger zu beobachten. Gerade Kinder und Jugendliche haben meist einen Phosphat-Überhang aufgrund der heutigen Ernährungsgewohnheiten.

Fast-Food, zu viel Süßigkeiten, Fertigprodukte und sehr viel Wurstwaren und noch einiges mehr bewirken, dass diese Kinder oft zappelig, lernschwach, unkonzentriert und hyperaktiv sind.

Phosphat, Kalzium und Magnesium bilden eine enge Verbindung und werden auch durch hormonelle Kreise gesteuert, wie z. B. Östrogen, Thyroxin und Parathormon.

Werden hier die Gleichgewichte verschoben, kann eine Übersäuerung entstehen, die die Phosphate aus den Knochen "spült" und dadurch erhöhte Phosphat-Gehalte im Blut anzeigt. Dagegen senkt eine basische Lage den Phosphat-Gehalt.

6. Die richtigen Öle

Unser Herz muss ständig Nahrung und Sauerstoff in alle Gewebe pumpen. Das Blut muss immer wieder mit Sauerstoff aufgeladen werden und holt sich unentwegt Nahrung aus dem Verdauungstrakt. Die Beschaffenheit des Blutes beeinträchtigt demnach auch unsere Herzleistung. Tatsache ist, dass bei einer verringerten Kapazität des Blutes die Herzleistung für den Sauerstofftransport erhöht werden muss. Bereits in früherer Fachliteratur kann man Berichte finden, die darüber Auskunft geben, dass kein Muskelgewebe so reich an Lezithin und hoch an ungesättigten Fettsäuren ist wie das Myocard, der Herzmuskel.

Ich benutze für mich nur Leinöl, Olivenöl, Kürbiskernöl aus ungerösteten Kernen und Rapsöl. Diese Öle hole ich mir nicht im Supermarkt, auch nicht im Reformhaus, sondern nur in Naturkostläden mit „Demeter"-Qualität. Sonnenblumenöl und Distelöl verwende ich nicht.

Mittlerweile gibt es bei Ölmühlen ein sehr gutes, naturbelassenes Kokosöl. Ich beziehe mein Kokosöl (VCO) von der Ölmühle Solling, Tel.: 05531/120557 oder Email: info@oelmuehle-solling.de. Lassen Sie sich von dort eine Produktliste zusenden. Hervorragendes Olivenöl können Sie auch bestellen bei Mani Bläuel.

Bei den Ölen, die Sie für die Zubereitung von Salaten verwenden, sollten Sie darauf achten, nur solche zu nehmen, die nicht mit 80 Grad Wärme bedampft wurden. Kaufen Sie in normalen Geschäften z. B. Olivenöl, nativ, kalt gepresst, so wurde es doch meist zwecks längerer Haltbarkeit bedampft. Solche Öle sind gut zum Kochen und Braten geeignet, weniger für Rohköstler, weil sie doch durch das Bedampfen erheblich an Vitaminen und sonstigen wichtigen Inhaltsstoffen verlieren. Hier ist es wie beim Honig, ab 40 Grad Erhitzung verliert auch er wichtige gesundheitliche Vorteile.

In jedem Fall sollten Sie als herzkranker oder herzgeschwächter Mensch „gehärtete" Fette unbedingt meiden. Man findet diese Fette in fast allen Gebäcksorten, in Dosengerichten, überhaupt nahezu in allen Fertigprodukten. Gehärtete Fette tragen bei häufigem Genuss gerne zur Sklerosenbildung bei.

Generell ist in westlichen Ländern eine oberste Grenze für Transfettsäuren festgesetzt. Zu diesen Säuren kommt es, indem Öle mit einer chemischen Extraktionsmethode mittels Lösungsmittel (Hexan) und Wärme bearbeitet und anschließend wieder durch Destillation unter sehr hohem Druck und wiederum starker Hitze vom Hexan befreit werden.

Durch das Erhitzen des Öls geht wenig von seiner Menge verloren und es wird nicht so schnell ranzig. Bei diesem Prozess bilden sich Substanzen, die ungesund sind und es entstehen die Transfettsäuren, die im Verdacht stehen, ungesundes Cholesterin (LDL) im Organismus zu erhöhen und den Wert des gesunden Cholesterins (HDL) womöglich zu senken.

Man vermutet, dass der Genuss von Transfettsäuren die Entstehung von Krankheiten wie Krebs, Herzbeschwerden, Darmkrankheiten, Bluthochdruck und dergleichen mehr fördert. Auch hier ist bewusster Einkauf ein Teil der Vorbeugung, um das Herz gesund zu erhalten.

Es gibt seit geraumer Zeit eine höchst interessante Seite, auf der Sie sich jederzeit kostenlos informieren können, was in den einzelnen angebotenen Nahrungsmitteln, wie z. B. Joghurt, Frischkäse, etc. drin ist. Klicken Sie einfach auf www.foodwatch.de und schauen sich um, dort gibt es eine Menge, was Sie wissen sollten. Es ist wichtig, die Augen nicht zu verschließen vor Manipulationen am Bürger.

7. Bewegung – ein Muss

Wie ich schon mehrmals erwähnte, leistet unser Herz
außergewöhnlich viel. Es strengt sich an, uns mit Sauerstoff, Blut und wichtigen Nährstoffen zu versorgen.
Es bedient uns gewissermaßen von Kopf bis Fuß bis in
alle Zellen.

Leider achten wir nicht immer auf unser Herz so, wie
es sein sollte. Als Folge kann sich ein Erstarrungspro-
zess entwickeln, den wir mit gesunder Lebensführung
weitgehendst vermeiden könnten. Würden wir das
Übermaß von Risikofaktoren wie Rauchen, zu fettes
Essen, Bewegungsmangel, wenig frische Kost, zu viel
Sitzen am PC, Überarbeitung, Zornattacken auf andere
Mitmenschen, Konkurrenzdenken, liebloses Gebaren,
Hass und Neid und vieles mehr, womit wir unser Herz
dauernd unnötig aufregen, unterlassen, hätten wir
auch die Probleme nicht, die uns unser Herz nach diesen Zumutungen beschert.

Das Herz reagiert auf Gefühlsausbrüche negativer
Art und bringt so unseren Herz-Kreislauf durchein-
ander. So starr wie unsere Ansichten werden können,
so unelastisch verhalten sich im Lauf der Zeit unsere
Blutgefäße. Das könnte mit ein Grund sein, warum
heutzutage schon beträchtlich viele junge Menschen
an Arteriosklerose leiden.

Hier möchte ich noch einmal auf die Wichtigkeit einer
geregelten Vitamin-C-Einnahme hinweisen, denn ein
Zuwenig könnte bei einem erhöhten Anteil von freien
Radikalen zu einem Kollagen führen, welches durch
den Mangel instabil wird und im ungünstigsten Fall,

zu brüchigen Blutgefäßen führen kann. Das bedeutet, dass bei einem großen Mangel an Vitamin C Blutgefäße platzen oder kleine Risse entstehen können, die dann zu gefährlichen Entzündungen führen.

Seine Blutgefäße gut „in Schuss" zu halten, ist also oberste Priorität.

Plaques werden erst so richtig gefährlich in Kombination mit defekten Blutgefäßen. Deshalb beugen Sie tagtäglich vor mit Bewegung und gesunden Nahrungsmitteln.

Ein aktiver Tagesablauf ist absolut wichtig, ein tägliches Ausdauertraining unabdingbar. Über dieses Thema kann sich jeder Mensch viele Informationen im Fernsehen, in Zeitungen und Gesundheitsblättern holen.

Als richtig fauler Mensch, was Bewegung anbelangt, habe ich mir durch eiserne Disziplin angewöhnt, täglich mindestens 45 Minuten flott zu gehen. Habe ich Zeit und ist das Wetter angenehm, sind es oft ein bis zwei Stunden.

Auch hier sind die Informationen in Fernsehen und Presse unübersehbar, sodass jeder Mensch für sich das Richtige finden kann. Bei schwachen Armmuskeln ist es nicht verkehrt, täglich einige Zeit (ca. 10 – 20 Min.) mit Hanteln zu trainieren, denn gestärkte Körpermuskeln verbessern auch die Herz-Kreislauf-Tätigkeit.

Bei Beginn eines Ausdauertrainings ist es ratsam, dieses zu dosieren, um das Herz nicht zu überfordern.

Jegliche vernünftige Aktivität beugt Herzkrankheiten vor, verhindert ein Fortschreiten von etwaigen koronaren Gefäßkrankheiten und verbessert auch die Stimmungslage. Körperliche Betätigung trägt auch dazu bei, dass das Herz nicht so schnell schlagen muss, um den Körper mit Sauerstoff zu versorgen. So wird durch die Bewegung das Herz entlastet.

Die richtige Art des Trainings sollte anfangs unter fachlicher Anleitung erfolgen. Das Internet bietet zudem eine Menge an guten Fitnessgeräten.

Prinzipiell gibt es viele Arten der Betätigung, wie das erwähnte flotte Gehen. Einige möchten lieber etwas schneller laufen, andere wandern gerne, schwimmen oder fahren mit dem Rad. Im Winter kann es Skilanglauf sein, auch gewisse Gymnastikübungen und dergleichen mehr. Keinesfalls darf man untätig sein und Ausreden vorschieben, denn es geht wirklich um die eigene Gesundheit.

Vermeiden Sie eine Überbelastung des Herzens. Jeder Mensch merkt selbst, bei welcher Anstrengung er sich nicht mehr gut fühlt und sollte das auch beachten, bzw. sich zu Herzen nehmen.

Mäßig, aber regelmäßig ist hier die Devise.

Bei vielen Menschen haben sich auch QiGong - Kurse bewährt. Informieren Sie sich, ob es Angebote in Ihrem Ort oder der näheren Umgebung gibt und machen Sie es nur unter professioneller Anleitung.

Wenn Sie wirklich zu den ganz Bequemen gehören, oder aber aus anderen Gründen (Wetter, Unlust etc.)

gar nicht raus wollen, dann steigen Sie täglich auf ein Minitrampolin. Als älterer Mensch sollten Sie jedoch nicht springen, sondern nur schwingen oder gehen!

Jeden Tag kontinuierlich 15-20 Minuten auf dem Trampolin werden Ihnen nach Wochen oder Monaten eine stark verbesserte Gesundheit bescheren. Das Schwingen entgiftet die Lymphe und beim Laufen auf dem Trampolin wird der Muskelaufbau gefördert. Zusätzlich wird bei längerer Anwendung des Trampolinschwingens der Blutdruck gesenkt.

8. Arzneimittel

Es wäre wünschenswert, wenn Sie keine chemischen Tabletten einnehmen müssten. Wenn doch, werden Sie sicher von Ihrem Arzt gut betreut. Ich habe das Glück, dass ich durch meine regelmäßige Einnahme von Vitaminen, Spurenelementen, Schüssler-Salzen, auch homöopathischen Mitteln, nicht darauf angewiesen bin.

Für mich ist auch die tägliche Einnahme von Magnesium nicht mehr wegzudenken. All diese natürlichen Produkte haben mich – Gott sei gedankt – vor Schlimmerem bewahrt. Ich achte seit vielen Jahren auf meinen Körper, mute ihm essensmäßig nicht zu viel zu und verwende nur biologische Gemüse.

Auf Magnesium möchte ich auch hier nochmal etwas näher eingehen, denn viele Menschen wissen nicht, wie segensreich dieses Mittel ist.

Magnesium wirkt entkrampfend, hilft bei allen Verspannungszuständen in der Atemmuskulatur, bei allem, was Steifheit verursacht, bei beklemmender Gefühlsenge in der Brust, bei Schmerzen in allen Gelenken, bei tiefer Traurigkeit und noch mehr.

Mangel an Magnesium kann Ohrensausen (Tinnitus), Schmerzen in der Wirbelsäule, ausgedehnte Müdigkeit, Zittern in den Händen (kein Parkinson), nervöse Unruhe, Krämpfe im Gallengang und in der Gallenblase verursachen. Zuweilen kann es sich wie ein Kloß im Hals anfühlen, bei noch schlimmerer Ausprägung des Mangels hat der Betroffene das Empfinden, dass ihm der ganze Tagesablauf aus den Händen gleitet, und oft treten dann Herzrasen und Extrasystolen auf, verbunden mit immer wiederkehrenden Erschöpfungszuständen auf.

Oft klagen solche Menschen auch über Schwindelzustände aller Art. Kommt es zu Spasmen im Herzmuskel, ist der Magnesiummangel drastisch gestiegen und ein gesteigertes Beklemmungsgefühl, ähnlich wie bei Angina pectoris, kann die Folge sein.

Erwachsene haben etwa 21 bis 25 Gramm Magnesium im Körper, davon befinden sich im Knochengewebe 50 bis 70 %, der Rest findet sich in den Nerven, im Eingeweide und Muskeln. Der tägliche Bedarf liegt bei 600 bis 900 mg. Über den Dünndarm erfolgt die Aufnahme, wobei zwei Drittel davon über Harn, Schweiß und Stuhl wieder ausgeschieden wird.

Magnesium spielt eine große Rolle bei den Stoffwechselvorgängen, vornehmlich bei der Synthese von Zucker und Proteinen. Proteine sind verantwortlich für die Regeneration der Knorpel und sie steuern die Viskosität der Gelenkflüssigkeit. Haben wir zu wenig Magnesium in uns, besteht die Gefahr, dass die mangelnde Versorgung zu Bluthochdruck führt, weil die Entspannung der Muskelmembranen der Arterien nicht oder zu wenig erfolgt und eine Verhärtung die Folge sein kann.

Magnesium hat stark antithrombotische Eigenschaften, was viele Wissenschaftler bestätigen. Dieses Element sollte als Vorbeugungsmaßnahme gegen Infarkte und bei Thromboseneigung unbedingt eingenommen werden.

Anderson (Toronto) hat bei der Obduktion von In-
farkttoten festgestellt, dass die Magnesiumwerte um
cirka 22 % geringer waren, als es notwendig gewesen
wäre.

Kalkablagerungen lassen sich wieder rückgängig machen, wenn man mit Fett spart und nur Öle verwendet,
die mehrfach ungesättigte Fettsäuren haben wie
Leinöl, Traubenkernöl, Olivenöl (einfach gesättigte)
oder Rapsöl, und täglich wenigstens 400 mg Magnesium einnimmt.

Wer unter kardiovaskulären Beschwerden leidet,
wie z. B. Herzjagen, Schmerzen in der Herzgegend,
Herzrhythmusstörungen und insgesamt an Kreis-
laufbeschwerden generell, der hat sicher einen
Magnesiummangel.

Magnesium ist für den Rücktransport des Kaliums in
die Zelle zuständig. Das Magnesium sorgt zusammen
mit den Molekülen Adenosintriphosphat (ATP) für
eine hohe Kaliumkonzentration im Zellinnern. Dieser
ATP-Mg-Verbund ist ein besonders wichtiger Teil der
Na-K-Pumpe (Natrium-Kalium-Qotient: Verhältnis
von im Harn ausgeschiedenem Natrium zum Kalium
im Harn. Bei einer Na-Speicherung besteht die Gefahr
der Ödembildung). Er befördert das Kalium von außen
durch die Membran ins Zellinnere. Das Magnesium ist
für den Transport, der natürlich Energie verbraucht,
unerlässlich, um ein Funktionieren des Herzmuskels
zu gewährleisten.

Achten Sie immer darauf, dass Ihr Magnesiumspiegel
hoch genug ist, um ihr Herz zu pflegen und vor vielen
Krankheiten geschützt zu sein.

Auch finde ich in den Büchern von Hildegard von Bingen immer wieder Ratschläge, wie man sein Herz gesund erhält. Es gehört schon Achtung vor seinem eigenen Körper dazu, damit man in Gesundheit alt werden kann.

Sehr gut geholfen haben mir bei meinen Herzattacken verschiedene Kräutertees zur Entspannung, Bäder mit Lavendelduft, Weißdornpräparate u.a.

Vom Weißdorn nimmt man bei schwachem Herz 2-mal täglich 1 Tablette eines Weißdornmittels zu je 450 mg für eine längere Zeit, zusätzlich zu eventuellen chemischen Gaben, ein.

Nach einigen Wochen spürt man schon, dass die Müdigkeit schwindet und die Dinge des Lebens wieder mehr Spaß machen. Ungefähr sechs Monate sollte Weißdorn in dieser Menge eingenommen werden, dann eine Pause einlegen und wieder von vorne beginnen.

Langfristig eingenommen helfen bei einem schwachen Herzen alle Mittel des Weißdorns, z. B. Bomacorin 450 mg oder Natucor 600 mg, aber auch viele andere. Der Apotheker kann hier gut beraten.

Mir hilft seit Jahren bei einer Übererregung, nach familiären Belastungen usw. sehr gut Baldrian. Lassen mich Aufregungen nachts nicht schlafen, so nehme ich einen bis zwei Esslöffel Baldrian in einem halben Glas Wasser ein. Es dauert höchstens 45 Minuten und ich kann wieder einschlafen. Auf diese Hilfe des Baldrians möchte ich bei Bedarf nicht mehr verzichten.

Bei akuter und gefühlter Herzangst, Atembeklem-
mung und Erschöpfung durch Herzschwäche, bei
Herzklopfen und oder einem unangenehmen Gefühl
am Herzen, sogar beim Gehen oder bei chronischer
Herzschwäche ist das Mittel Naja Tripudians D 15
von großem Wert. Wenn Sie ein Beklemmungsgefühl
verspüren, träufeln Sie 3 x tgl. einige Tropfen auf die
Zunge; das wird Ihnen helfen. Ich konnte mich stets
darauf verlassen.

Wer wie ich in der Kindheit eine Diphterie durchge-
macht hat, für den könnte auch Crotalus Cascavella
in Frage kommen, aber besprechen Sie das unbedingt
mit Ihrem Homöopathen!

Arnica D 30 sollte jeder zuhause haben, es hilft bei
Zerschlagenheitsgefühl am ganzen Körper. Weiter
fördert Arnica die Absorption von Blutgerinnseln,
hilft bei Nasenbluten, nach Zahnoperationen, verhü-
tet Eiterungen, lange bestehende Kopfschmerzen und
beugt Blutvergiftung vor.

Sehr gute Komplexmittel gibt es von „Regenaplexen",
aber eben auch viele andere Firmen haben sehr gute
homöopathische Mittel, um das Herz zu stärken. Auch
hier gibt es viele Apotheken, die sehr gut Bescheid wissen. Man sollte nach Möglichkeit einen Naturheilarzt
aufsuchen, der sich mit Regena auskennt.

Ein gutes natürliches Durchblutungsmittel ist Cayenne. Davon gibt es Tropfen, Sie können Cayenne aber
auch als Gewürz verwenden. Aber Vorsicht! Nehmen
Sie nicht zu viel davon. Wir sind Mitteleuropäer und
unsere Schleimhäute vertragen nicht so viel Schärfe.

Ebenfalls gut fürs Herz ist das Gewürzmittel Galgant: Hildegard von Bingen hat es gut beschrieben und mir hat es sehr oft schon gute Dienste geleistet. Sie erhalten es in jedem Reformhaus oder Naturkostladen. Ebenso herzfreundlich wirkt Griechenklee in Form von Kautabletten.

Ein Mittel, das mich bislang noch nie im Stich gelassen hat, ist Strophanthin. Zu erhalten ist es über Rezept unter „Strodival - mr".

Wenn Sie des Öfteren unter Herzschmerzen, Herzrhythmusstörungen, Angstgefühlen, die vom Herzen kommen, Atemnot und dergleichen mehr leiden, dann empfehle ich Ihnen dieses Medikament.

Sind bei Ihnen Herzoperationen vorgesehen oder haben Sie bereits mehrere Bypässe und dennoch wieder Beschwerden, probieren Sie bitte erst Strophanthin aus, bevor Sie zu weiteren tiefgreifenden und nicht ungefährlichen Maßnahmen greifen.

Wichtig ist, dass Sie einen Arzt finden, der für Sie das richtige Verständnis aufbringt und es Ihnen verschreibt.

Sollten Sie keinen Erfolg dabei haben, kann ich Ihnen die homöopathische Form von Strophanthin empfehlen. Langfristig eingenommen - täglich 3 mal 15 - 20 Tropfen - wird es in positiver Weise regulatorisch auf Ihr Herz einwirken. Sie bekommen es unter der Bezeichnung „Magnet activ Strophactiv D 4" in Ihrer Apotheke.

Leider wurde Strophanthin von der Schulmedizin
fast völlig verdrängt und fristet heute ein Mauer-
blümchen-Dasein. Dabei war Strophanthin fast 100
Jahre lang DAS Mittel der Wahl bei sämtlichen Herzbeschwerden. Zwischenzeitlich wurde es sogar als
körpereigenes Hormon entdeckt.

Strophanthin wirkt augenblicklich und zeigte sich
in vielen Fällen auch bei Bluthochdruck von großem
Wert. Häufig konnte ich selbst bei Herzanfällen feststellen, dass sich nach der Einnahme eine umgehende
Schmerzfreiheit einstellte und wohltuend eine Entspannung spürbar wurde.

Bedauerlicherweise wird Strophanthin heutzutage fast
nur noch von der Erfahrungsheilkunde hochgehalten.
Das ist sehr sehr schade, denn man könnte damit doch
viele Menschen vor einem Herzinfarkt und sonstigen
Herzbeschwerden bewahren.

Strophanthin sollte am besten schon zur Prophylaxe
regelmäßig eingenommen werden. Sinnvoll wäre dies
ab dem 50. Lebensjahr.

Auf unserem Blog können Sie einen interessanten Bei-
trag von Rolf Petry nachlesen, der ein umfangreiches
Buch über Strophanthin geschrieben hat:
Strophanthin: Seine Wirkung und warum es so wenig
verschrieben wird.

Ein paar Worte möchte ich noch zum Thema „Kalium"
sagen. Wenn Sie von Muskelkrämpfen, Herzstolpern
und Herzrhythmusstörungen belästigt werden und
Sie schon ausreichend Magnesium einnehmen, dann
könnten Sie an Kaliummangel leiden.

Weitere Symptome hierfür wären: schlechter Schlaf, fehlende geistige Frische, chronische Müdigkeit, weniger Appetit, Schmerzen in den Gelenken, Verdauungsbeschwerden usw.

Es heißt: Kalzium ist wichtig für die festen Gewebe (Knochen) und Kalium für die weichen.

Man geht davon aus, dass Verhärtungen unserer Arterien und Blutgefäße begünstigt sind, wenn Kalium fehlt bzw. in unserem Organismus zu niedrig ist.

Kalium zählt zu den wichtigsten Mineralien. Für alles was lebt, ist es unentbehrlich, also für Mensch, Tier und Pflanze. Es hält unsere Blutgefäße elastisch.

Damit Sie nie zu wenig Kalium im Körper haben, könnten Sie täglich 2 TL Bio-Apfelessig mit 2 TL Honig in etwa 300 bis 400 ml Wasser verdünnt, ein oder mehrmals trinken.

Mit einer solchen Mischung tun Sie Ihrem Körper sehr viel Gutes, er ist mit Vitaminen, Enzymen und Mineralien auf eine sehr preiswerte Art dadurch versorgt.

Kalium (Apfelessig) hält nicht nur, wie seit Jahrhunderten in der Volksmedizin bekannt, Ihr Blut dünnflüssig, sondern hebt nach langfristigem Gebrauch auch Verkalkungen auf.

Auch Blasenleiden lassen sich mit Apfelessig in den Griff bekommen, Magenverstimmungen und hoher Blutdruck sprechen ebenfalls gut darauf an.

Ich bin auf einem Bauernhof in der Steiermark aufgewachsen und erinnere mich noch gut daran, dass meine Großmutter nahezu alle Krankheiten der Tiere mit Apfelessig geheilt hat. Genauso behandelte sie alle Familienangehörigen bei Grippe, Fieber, Schwellungen, Husten, Halsschmerzen, Wunden und mehr.

Wenn Sie bisher noch nichts über Apfelessig wussten, besorgen Sie sich doch mal Literatur darüber, z.B. von Dr. Scott oder Margot Hellmiß u.a.

Ebenfalls ist auch rohe, schwarze Zuckerrohrmelasse (Fa. Appleford) sehr zu empfehlen. Mit seinen vielen wichtigen Inhaltsstoffen unterstützt die Melasse Ihren Organismus und stärkt Ihr Herz.

Sowohl Apfelessig als auch rohe, schwarze Melasse muss je nach Krankheitsdauer schon einige Monate eingenommen werden, um eine deutliche Besserung zu spüren.

Nicht alles ist für alle Menschen gleich wirksam, deshalb sollte man Vieles ausprobieren, um herauszufinden, was einem gut tut.

Was Sie auch immer tun, seien Sie gut zu Ihrem Herzen, reden Sie ihm auch gut zu, wenn es mal einen nicht so guten Tag hat. Das Herz tut unendlich viel für uns. Behandeln Sie es mit Liebe und Sorgsamkeit, denn auch hier kommt alles, was man denkt und tut, mit Sicherheit auf einen selbst zurück. Nachlässigkeit oder mutwillige Schädigung des eigenen Organismus sind wie ein Bumerang.

9. Stress vermeiden – Konflikte ausräumen

Der Volksmund sagt schon immer, hinter einem fröhlichen Herzen steckt auch ein guter Mensch. Ob das der Wahrheit entspricht, konnte ich nicht überprüfen, aber dass man Jahre verbringen kann, ohne fröhlich zu sein, das konnte ich an mir selbst erfahren.

Das wichtigste Stück des Reisegepäcks ist und bleibt ein fröhliches Herz.
Hermann Löns

In Zeiten, die mit ungesundem Stress einhergehen, nimmt man sich einfach keine Zeit für sich selbst, für die Familie, für eine blaue Stunde zwischen Tag und Traum. Man ist aggressiv, ungehalten, zornig, beschuldigt andere für sein Ungemach. Das muss sich ja auf unser Herz auswirken. Im Herzen wohnt die Liebe, sagt man, und wenn man die Liebe nicht mehr spürt, bekommt man eines Tages die Quittung, wie das bei meinem Herzanfall war.

Wer nicht mehr die kleinen Freuden des Lebens sieht, die schöne Landschaft, die Sonne, den freundlichen Gruß des Nachbarn oder Kollegen, ja, der kann eines Tages ein echtes organisches Herzleiden entwickeln.

Alle guten und unguten Gedanken materialisieren sich in unserem Körper, hier stecken Gefühle buchstäblich auch im Stoffwechsel. Es ist sehr wichtig, dies zu erkennen, damit daraus kein Dauerzustand entsteht und wir schnellstmöglich bei seelischen Ursachen einen positiven Weg für unsere Gesundheit finden.

Hier bieten sich viele Wege zur Stressbewältigung an: Yoga, Pilates, Atemkurse, Wellnesstage einlegen, sich einfach etwas gönnen und Wege finden, seine Probleme auf eine neue Art und Weise zu lösen. Schafft man das nicht alleine, so gibt es viele Einrichtungen, die uns dabei helfen können.

Wer sich von schlechten Erfahrungen aus der Vergangenheit nicht lösen kann, was oft genug sehr schwer ist, soll ganz bewusst einen Schnitt machen und sich sagen: das war gestern und ist heute vorbei. Das ewige Grübeln – warum , wieso, weshalb – hilft mir und anderen auch nicht. Hier ist gezieltes Loslassen von alten, belastenden Mustern sehr wichtig. Lass es sein, es ist vorbei. Abschneiden und weg damit.

Sagen Sie sich:
Heute beginnt etwas ganz Neues!

Kann man sich dauerhaft zu einer positiven Sichtweise erziehen, wird das Leben viel schöner. Wir können nur heute leben, nicht gestern und nicht morgen. Bis man begriffen hat, dass negatives Gedankengut nur immer wieder Negatives anzieht, können bei vielen Menschen Jahre vergehen.

Wer seine gedankliche Richtung ins Positive zu ändern vermag, wird staunen, wie sich sein Leben zum Besseren hin entwickelt. Ein solcher Mensch entdeckt, dass die Sonne auch für ihn lacht. Die Umgebung, die Nachbarn, die Kollegen, alles ist in freundlichem Licht. Er wird Anderen öfter ein Lächeln schenken und es wächst eine Gelassenheit und das Wissen in ihm, dass nicht alles, was ihm widerfährt, so tierisch ernst zu nehmen ist.

Ja, und dann passiert so etwas wie eine Neugeburt, die Entspannung in allen Körperzellen geht auch über den Herzmuskel. Schmerzen, Verkrampfungen, die aufgrund falscher, ängstlicher oder hasserfüllter Denkweisen entstanden sind, lösen sich auf und die Freude am Leben nimmt in allen Belangen zu.

Und noch ein Effekt kann eintreten, nämlich der, dass man Grenzen zieht. Man lässt sich nicht mehr so vereinnahmen, wird selbstbewusster und geht mit seinen Mitmenschen zwar freundlich, aber dennoch bestimmt um.

Wenn Sie zukünftig ohne Verhaftungen an das Gestern durchs Leben gehen, werden Sie das mit viel mehr Vitalität tun, als bisher.

Denken Sie daran:
Ihr Herz ist wie ein Seismograph, der Er-
schütterungen Ihres Denkens und Fühlens
genau aufspürt und registriert und je nach-
dem, sich dann entspannt oder schmerzhaft
verkrampft.

Auf einer Postkarte las ich einmal folgenden Spruch: „Nimm das Leben nicht so ernst, es ist ja nicht von Dauer."

Darum möchte ich Sie noch einmal eindringlich darauf hinweisen, wie absolut wichtig es ist, bei Stress-Signalen innerlich sofort umzuschalten und zu sagen: Stopp! Ärger und Frust sind es nicht wert, dass man dabei seine Gesundheit ruiniert.

Solche Warnsignale sind Ängste, Furcht, Schrecken, Hoffnungslosigkeit, Aufgabe von Lebenszielen, „wozu anstrengen", Schlaflosigkeit, Krankheiten, ständige Müdigkeit, sexuelle Probleme, Alkoholmissbrauch, Berufssorgen, Mobbing und anderes mehr.

Wir sollten die Ursache von schlechten Empfindungen gründlich erforschen, sie verarbeiten, auflösen, aus unserem Alltag wegräumen und uns neuen Lösungen zuwenden. Wenn es notwendig ist, auch mit Hilfe eines Therapeuten.

Wie ich schon sagte, das Herz ist wie ein Seismograph. Bei Aufregungen schlägt es wesentlich schneller und mitunter stärker, was wiederum den Blutdruck steigen lässt. Die Nebenniere produziert Adrenalin, ein Hormon, welches uns in die bekannte Alarmbereitschaft versetzt. Darauf reagiert der Magen, dadurch kann ein Spasmus (Krampf) in den Blutgefäßen entstehen und im ungünstigen Fall sogar die Gefäßwand schädigen.

Wenn Sie nun täglich im Alltag viel Stress zulassen und bei Ihnen immer wieder das bekannte Programm mit Ärger, Wut, Zornausbrüchen, Überbewertung von Problemen, Neid, Hass, zwischenmenschlichem Zwist abläuft, dann werden Sie erstehen, wie sehr Sie tagein, tagaus Ihr Herz und die Blutgefäße schädigen. So ist es kein Wunder, dass Herz- und Kreislauferkrankungen auch in Deutschland an oberster Stelle stehen.

Dieser Krankheitsfaktor könnte vermieden oder weitestgehend eingeschränkt werden, wäre man sich der Tatsache bewusster, dass es in unserem Leben nichts ändert, wenn man sich über alles aufregt, schimpft und poltert, es macht die Menschen nur krank.

Gelassenheit, logisches Denken und innere Ruhe führen zu besseren Ergebnissen und schaden weniger als häufige, spontane Ausbrüche. Bevor Sie andere Menschen mit Ihrer Wut oder was auch immer konfrontieren und angreifen, zerschmettern Sie lieber ein paar Kaffeetassen oder Gläser oder Vasen oder - noch besser, gehen Sie raus zu einem kurzen Dauerlauf oder boxen Sie Ihren Frust an einem Sandsack ab.

Auf keinen Fall sollte es soweit kommen, dass durch Hilflosigkeit in einer bestimmten Situation eine völlige Erschöpfung der seelischen und körperlichen Reserven eintritt. Schafft man es nicht, sich selbst zu helfen, sollte man entsprechende Kurse besuchen, die in fast allen Städten und Orten angeboten werden.

Sehr empfehlenswert wären z. B. Yoga-Kurse, die schon erwähnten QiGong-Kurse und, was meinem herzkranken Schwager geholfen hat, die Kunst der Selbstheilung durch Auflegen der Hände, Jin Shin Jyutsu genannt.

„Jin Shin Jyutsu ist nicht bloß ein ausgefeiltes System der Aktivierung von Energiebahnen und -punkten, sondern es ist vielmehr eine Lebenskunst, die vom Anwender Einfühlungsvermögen und Hingabe erfordert". (Quelle: südwest Verlag) Das Schöne daran ist, dass Sie es teilweise selbst machen können, aber auch zusammen mit Ihrem Partner oder einem Familienmitglied.

Es gibt schon einige Praxen, in denen man Schnupperstunden zu einem günstigen Preis buchen oder einen Kurs mitmachen kann. Wenn Sie sich darüber informieren wollen, würde ich Ihnen vorab zu folgenden Büchern raten: Jin Shin Jyutsu von Waltraud Riegger-Krause und eine gleichnamige Ausgabe von Felicitas Waldeck.

Finden Sie den inneren Ausgleich wieder, um bei Belastungen des täglichen Lebens in Balance zu bleiben. Ihr Herz-Kreislaufsystem wird es Ihnen mit besserer Gesundheit danken, und das soll es Ihnen wert sein.

Haben Sie schon einmal daran gedacht, einen Lachkurs zu besuchen? Im Kreise von fröhlichen Menschen herzhaft zum Lachen gebracht zu werden, stärkt auch das Zwerchfell. Wer gerade in einer tristen Lebensstimmung ist, wem nichts mehr Freude macht, weil er meint, er kommt aus seinem seelischen Tief nicht mehr heraus, der sollte unbedingt einen Lachkurs besuchen. Ich habe es selbst noch nicht gemacht, aber ich kenne einige Menschen, die mir sagten, sie hätten das vorher als Humbug bezeichnet, sich doch dazu überreden lassen und sie seien zu einer völlig positiven Lebenseinstellung dadurch gekommen.

In Großstädten findet man leicht solche Menschen, die diese Kurse anbieten.

Lachen Sie und freuen Sie sich des Lebens, es ist alles nur halb so schlimm und kann überwunden werden.

10. Was Sie – wenn möglich – vermeiden sollten

Rauchen, ungesund essen, keinen Sport treiben, Übergewicht.

Rauchen

Rauchen war schon immer ein Thema, inzwischen auch für die Regierung. Durch Rauchen wird der Sauerstoff-Transport wesentlich verschlechtert, ebenso die Fließeigenschaft des Blutes.

Rauchen verdickt das Blut, weil die roten Blutkörper durch das Kohlenmonoxid zu einem Viertel beeinträchtigt sind und die Kapillargefäße unter dem Sauerstoffmangel besonders leiden. So bemüht sich der Organismus durch eine erhöhte Produktion von roten Blutkörperchen, den Sauerstoff-Transport zu vermehren, was aber zur erwähnten Blutverdickung führt.

Bei Rauchern ist oft die Herzfrequenz verlangsamt, ebenso führt Rauchen zu einer Übersäuerung im Körper. Es vermindert die Säureausscheidung über die Lunge. So kann man sich auch die negativen Auswirkungen erklären, die das Rauchen auf das Herz-Kreislauf-System hat.

Ganz abgesehen davon, hat Tabakkonsum auch beeinträchtigende Wirkungen auf die Haut, den Magen, die Niere, die Leber und auch auf den Gebärmutterhals. In diesen Organen kann das Rauchen verstärkt zu Krebs führen, ebenso lässt Tabakgenuss das Gehirn schneller altern.

Also lieber auf den Glimmstengel verzichten und sich solchen Gefahren gar nicht erst aussetzen. Wem das nicht sofort gelingt, sollte es seiner Gesundheit zuliebe mit ärztlicher Hilfe versuchen.

Bei zu dickem Blut rate ich Ihnen, sich das Buch „Wasser – die gesunde Lösung" von Dr. F. Batmanghelidj zu besorgen.

> Verringern Sie den Anteil an rotem Fleisch in Ihrem Speiseplan, wenn Sie Herzpatient sind.

Ein Forschungsteam von National Cancer Institut, USA, hat eine halbe Million Amerikaner nach ihren Essensgewohnheiten befragt und herausgefunden, dass Menschen, die gerne Schwein, Rind, Lamm oder Ziege essen, auch Wurstwaren gehören dazu, ein 1.3-fach höheres Risiko haben, früher zu sterben, als Menschen, die dieses Fleisch weniger essen. Dies gilt bei sonst gleicher Lebensführung. Als Ursache vermutet man, dass das rote Fleisch die Häufung von Herzinfarkten und Krebserkrankungen bewirkt.

Auch antibakterielle Medikamente, Antibiotika im Tierfutter sowie Pestizide im Futter können mit ein Grund sein. Obwohl aber diese Stoffe auch im weißen Fleisch vorkommen, hat man festgestellt, dass beim Verzehr von Pute, Huhn und Fisch dieses Ergebnis nicht zutraf.

Bekanntermaßen haben auch hier die Wissenschaftler geraten, weniger Fleisch und mehr Gemüse zu sich zu nehmen.

Unter den Studienteilnehmern, die sich an diese Vorgaben hielten, erlitten 11 % Männer und ca. 21 % Frauen weniger Herzinfarkte als die Viel-Fleischesser. Dabei haben die größten Fleischkonsumierer in der Gruppe lediglich 150 Gramm Fleisch pro Tag gegessen.

Das rote Fleisch hat einen hohen Gehalt an gesättigten Fettsäuren, die Herzkrankheiten hervorrufen können. Auch vermutete man, dass Rindfleisch von krebserregenden Viren befallen sein könnte.

Wahrscheinlich ist das der Grund, warum ich intuitiv rohes Fleisch, z. B. als Tartar, schon immer gemieden habe, auch wenn der Ober in einem Restaurant deshalb den Blick verzieht und mich wahrscheinlich als Gourmet-Banause einstuft.

Das rote Fleisch hat besonders viel Eisen, trotzdem sollte man den Genuss eher einschränken. Essen Sie lieber Datteln. In dieser Frucht steckt besonders viel Eisen, zudem ist die Dattel auch ein hervorragender Energielieferant.

Finnische Forscher fanden heraus, dass die braune Kruste von frischem Roggenbrot voller Röststoffe (Melanoidine) steckt, die das Herz und die Arterien schützen. Diese Melanoidine fangen Freie Radikale ab, die den Blutgefäßen schaden. Die Roggenbrotkrusten bilden eine Ausnahme, sonst gelten zu braune Brotkrusten ja als krebserregend.

Also öfter mal frische, braune Roggenbrotkrusten essen.

Bewegung

Darüber haben wir uns schon in Kapitel 6 ausführlich
unterhalten.

Übergewicht

Ein paar Kilo zu viel betrachten manche Kreislauf-
kranke als nicht so bedeutsam. Aber schon 10 Prozent
über dem Idealgewicht können bereits Bluthochdruck
bewirken.

Haben wir zu viel Fett im Körper, ist das wie Supernah-
rung für alle Arten von Herzkrankheiten. **Man kann
also durchaus sagen, dass dickere Menschen
ein höheres Krankheitsrisiko mit sich tragen.**
Darum sollte man sich bemühen, sein Übergewicht
zu reduzieren. Aus eigener Erfahrung weiß ich, wie
schwer das sein kann. Mit der richtigen Gemüse- und
Obsternährung und wenig Fett kann und wird das
durchaus gelingen. Mit dieser Haltung entziehen wir
den Herz- und anderen Krankheiten den Nährboden.

Fett sollte man sehr langsam wieder abbauen, um
nicht die körpereigenen Abwehrmechanismen, die
beim Abnehmen gerne auftreten, auszulösen.

Ich nehme L-Carnitin zu mir, weil es für einen besseren Fettstoffwechsel sorgt.

Nun runter mit den Pfunden, damit den Krankheiten
nicht der Weg geebnet wird.

10. Guter Cop - böser Cop: Cholesterin, dein Freund und Helfer?

Nun kommen wir zu dem „geheimnisumwitterten" Cholesterin.

Vor etlichen Jahren las ich einen Bericht über die Bewohner des italienischen Bergdorfes Campodimele. Dort erreichen viele Menschen das hohe Alter von 90 und mehr Jahren und es gibt dort viele Hundertjährige.

Bei der damaligen Umfrage der WHO (Weltgesundheitsorganisation) in diesem Dorf haben fast ausnahmslos alle Befragten erklärt, dass sie kein Fleisch essen. Das gleiche sagten sie auch über Schinken und andere Wurstwaren, aber sie essen viel Fisch, große Mengen Gemüse, Bohnen und Salat und – sie nehmen täglich 1 WASSERGLAS Olivenöl zu sich. Natürlich fehlt auch nicht das obligate Glas Rotwein.

Der Cholesterolwert dieser Menschen in Campodimele liegt weit höher als der Durchschnittswert. Trotzdem werden sie sehr alt und erhalten sich bis ins hohe Alter gesund. Man kann sagen, sie leben intuitiv gesund und ernähren sich richtig, dabei wird auch das zwischenmenschliche Miteinander groß geschrieben.

Es ist anzunehmen, dass das gute Olivenöl, welches dort direkt erzeugt wird, die Adern elastisch hält und das gute HDL fördert, welches Ablagerungen verhindert.

Wenn, was selten ist, überhaupt Fleisch bei der Bevölkerung auf den Tisch kommt, so handelt es sich um
Geflügel oder Kaninchen.

Ich glaube, dass die vielen Kekse, Torten, Schokola-
den, Kleingebäck und andere Süßigkeiten, alles sehr
süß und überzuckert und meist mit gehärteten Fetten
hergestellt, unseren Adern das Leben schwer machen.
Diese Dinge meide ich und esse sie nicht sehr oft. Mein
Cholesterinwert ist nicht erhöht, ich gönne mir aber
dennoch mein Butterbrot, auch seltener mal Grieben-
schmalz und, wie ich schon sagte, ich verwende nur
gute Öle.

> *Denken Sie bitte nochmals daran, dass die*
> *„guten Öle" nur dann wirklich gesund sind,*
> *wenn sie nicht behandelt (bedampft) und*
> *sehr schonend gewonnen werden.*

Gehärtete Fette werden auch als Trans-Fette bezeichnet. Die Industrie will den Gesundheitsbehörden
immer noch glaubhaft machen, dass diese nicht
schädlich seien. Doch gibt es hierzu hinreichende Erkenntnisse, dass sie auch bei Krebserkrankungen eine
Rolle spielen.

Auch sei noch einmal gesagt: körperliches Training
führt zu guter Herz- und Kreislauftätigkeit.

Cholesterin ist kein Feind, sondern sogar lebensnotwendig. Die meisten erhöhten Cholesterinspiegel sind
hausgemacht durch schlechte Ernährung. Wenn das
nicht zutrifft und Sie haben trotzdem einen hohen
Cholesterinwert, sollten Sie mal Ihre Leber ins Visier
nehmen.

Wie auch immer, ist Ihr Wert zu hoch, nehmen Sie die empfohlenen Vitamine und CoQ10 ausreichend ein.

Ihr Herzschutz hängt von den fettlöslichen Antioxidantien ab, die in das LDL (s.u.) hineinwirken und ebenso von den wasserlöslichen Antioxidantien, die in Flüssigkeiten um das LDL herum sind. Beide Formen sind absolut wichtig zur Gesunderhaltung.

Unser Energiestoffwechsel wird zum großen Teil durch Fette (Lipide) bestimmt. Fette müssen im Blut transportiert werden, sie verbinden sich deshalb mit Proteinen (Eiweiß) und stehen dann in dieser Verbindung als Transportmittel für unser Cholesterin zur Verfügung.

Große Anhäufungen von solchen Eiweißkügelchen ergeben das LDL (Low Densitiy Lipoprotein), der Arzt erklärt es als „böses" Cholesterin. Die kleinen Eiweißkügelchen (sie enthalten weniger Fett, dafür mehr Eiweiß), nennt man High Density Lipoprotein (HDL) und werden im allgemeinen Sprachgebrauch als „gutes" Cholesterin bezeichnet.

Medizinisch gesehen schützt das HDL unsere Gefäße, es transportiert das Cholesterin aus dem Blut zur Leber, die es als Gallensäure ausscheidet. Das LDL holt unser Cholesterin aus der Leber und befördert es über den Blutweg zu den Zellen.

Hier spielt, ich wiederhole mich, unsere Nahrung eine große Rolle. Essen wir ZUVIEL von Pommes, tierischen Fetten, Torten, fettem Gebäck usw. und zu wenig enzymreiche Kost wie frisches Gemüse, Salate, Obst, kann es dazu kommen, dass sich der LDL-Gehalt erhöht und an unsere Blutgefäßen anlagert, was die mögliche Grundlage für Herzkrankheiten und Arteriosklerose bildet, so nimmt man es zumindest bislang an.

Allerdings kenne ich Menschen, die seit Jahrzehnten einen gravierend erhöhten Cholesterinwert haben und dennoch herzgesund sind. Ich bin der Meinung, bezüglich des Cholesterins ist die Wissenschaft mit ihrer Forschung noch lange nicht am Ende.

Hervorheben möchte ich nochmals, dass wir Cholesterin nicht als Feind unseres Körpers betrachten sollen. Es spielt auch im Nervensystem eine große Rolle und fungiert als Bote entlang der Nervenbahnen. Nicht nur unser Herzmuskel benötigt Cholesterin, sondern auch in hohem Maße das Gehirn.

Auf einen Nenner gebracht, kann man sagen: Cholesterin ist eine der wichtigsten Substanzen.

Statin-Medikamente haben ihre Wirkung, indem sie ein Enzym in der Leber hemmen, welches in der Anfangsphase des Cholesterinaufbaues beteiligt ist. Aber Statine hemmen nicht nur das Cholesterin, sondern ebenso andere, wichtige interzelluläre Stoffwechselprodukte. Cholesterin mit chemischen Statinen zu unterdrücken macht keinen Sinn, ist lediglich eine Beschönigung bei der Blutuntersuchung.

Sehr viele Studien haben ergeben, dass Statine nicht in der Lage sind, das Serum-Cholesterin zu senken. Allerdings haben Statine andere positive Eigenschaften, sie hemmen Entzündungen und verbessern die Durchblutung.

Auch hier wieder meine Anmerkung: Essen Sie gesunde, sehr enzymreiche Kost und Ihr Cholesterin-Problem wird sich erledigen.

Cholesterin wird erhöht, wenn die eingelagerten Eiweiße innerhalb der Kapillarwände, aufgrund von Überangebot, ansteigen. Unter solchen Umständen wird die Weitergabe von anderen Nährstoffen zu einem Problem, weil sich die Fette in der Blutbahn stauen. Der Körper versucht nun mit Hilfe des Cholesterins, die vorhandenen Fette zu den Zellen zu bringen und deshalb steigt der Cholesterin-Wert an. Das ist ein sehr gescheites, natürliches Kompensationsbemühen des Organismus und keine Krankheit. Versucht man mit Cholesterinsenkern den Cholesterinspiegel zu senken, werden die Zellen noch schlechter mit Fetten versorgt.

Es ist, wie uns das Gesundheitswesen klar machen will, kein Risikofaktor, wenn die Lipide (Fette) ansteigen, sondern ein Hinweis, dass die Basalmembranen durch Eiweiße schlecht zu durchdringen sind.

Also, stellen wir fest: Lipidsenker sind keine ursächliche Lösung und mit Kosmetik zu vergleichen, die sich aber in diesem Fall auch negativ im Laufe der Zeit auswirken kann, weil der natürliche Ablauf im Körper gestört wird.

Zur Zeit meines Großvaters haben die Menschen auch sehr fettreich gegessen, aber sie haben durch viel körperliche Arbeit auf dem Feld, in den Fabriken und sonstigen körperlichen Tätigkeiten diese Kalorien wieder verbrannt. Heute lagert ein Mensch, wenn er sich wenig bewegt, diese Fette ab und will sie dann mit Cholesterinsenkern wieder abbauen, nimmt aber nicht selten dabei anderweitig Schaden.

So haben englische Forscher herausgefunden, dass die Einnahme von Statinen Diabetes fördern kann. Hierzu wurden 13 verschiedene Statin-Studien zusammengefasst. Das Ergebnis wurde erst im Februar 2010 im britischen Ärztemagazin bekannt gegeben. Nach Aussage dieser Studie steigt das Risiko, Diabetes aufgrund der Einnahme von Statinen zu bekommen, nach Einnahme von vier Jahren um cirka 9 % an.

Also wiederholt gesagt: haben Sie einen ungesunden Lebensstil, ändern Sie diesen zu Ihrem gesundheitlichen Vorteil! Bewegen Sie sich viel, essen Sie reichlich mediterrane Kost, mit viel schonend gewonnenem Olivenöl, und Ihr Entzündungsmechanismus im Körper wird sich deutlich reduzieren.

Lesen Sie nochmals über das Leben der Menschen in Campodimele. Diese glauben, dass sie aufgrund ihrer Essgewohnheiten so alt werden und gesund bleiben. In Griechenland soll der pro Kopf-Verbrauch von Olivenöl sogar bei 30 Liter pro Jahr liegen.

Eine mediterrane Lebensweise wirkt sich nicht nur auf Herz und Kreislauf positiv aus, sondern bremst auch Rheuma, Allergien und Diabetes besser ab.

Essen wir zu viel Ungesundes, ist unser Körper samt Immunsystem ständig überfordert und produziert Entzündungen, die uns nur schaden.

Tierische Produkte, zu oft genossen, haben einen hohen Entzündungsfaktor.

Man kann es nicht oft genug sagen: weniger davon essen. Das erfordert Geduld und vor allem Disziplin.

Essen Sie weniger Fleisch, statt dessen Obst und sehr viel Gemüse, ausreichend Vitamine, damit Sie die notwendigen Antioxidantien als wirkliche Hilfe in Ihrem Stoffwechsel haben.

12. Schlaf

Auf ein langes Leben hat der Schlaf, einer finnischen Studie zufolge, vielleicht mehr Auswirkung, als gemeinhin angenommen wird. Die finnischen Forscher entdeckten einen Zusammenhang zwischen Immunsystem und Schlaf. Ausschlaggebend sind besonders die Regelmäßigkeit und die Dauer.

Man fand heraus, dass acht Stunden die gesündeste Schlafzeit darstellen, während man bei vier und weniger oder acht und darüber keine Vorteile sah. Langschläfer sterben der Studie nach sogar eher; hier vermutet man eine nicht diagnostizierte Apnoe (Atemstillstand).

Persönlich spüre ich es an meiner Energie, wenn ich nicht gut oder lange genug schlafe, aber acht Stunden sind für mich eine Wohlfühlschlafzeit.

Ich erlebe es an mir selbst immer wieder: gehe ich rechtzeitig ins Bett, zwischen 22.00 bis 22.30 Uhr, schlafe ich meistens durch. Wird es später, ist mein Schlaf unruhig, besonders dann, wenn ich noch vorher dummerweise einen aufregenden Film oder dergleichen angesehen habe. Schlafen Sie gut und träumen Sie schöne Dinge, das wirkt sich auch im Tagesablauf aus.

Wenn Sie es schaffen, schalten Sie Ihren Fernseher gegen 21 Uhr aus. Für Ihre Ruhephase wäre es sehr empfehlenswert.

Im Schlaf findet Immunstärkung und Zellre-paratur statt.

Versuchen Sie möglichst, bei offenem Fenster zu schlafen. Manchmal geht es aus Lärmgründen nicht. Wenigstens in den Sommermonaten sollte das möglich sein. Durch das offene Fenster können wir mehr frische Luft einatmen, was eine bessere Sauerstoffzufuhr bewirkt. Sauerstoff ist für die Zellen die beste Entspannung und hält uns frisch und jung. Im Winter sollte allerdings kein Schlafzimmer unter 17 Grad sein, das wäre schon wieder eine Belastung für die Atemwege.

Um eine bessere Herzgesundheit zu erlangen und zu bewahren, sollte man ebenfalls eine gute Atemtechnik erlernen, die bei regelmäßiger Ausübung nur von Vorteil sein kann.

Zu später Kaffee- oder Teegenuss (nicht mehr nach 16.00 Uhr) ist auch nicht förderliche für einen guten oder besseren Schlaf.

Ehestreit oder andere Zwistigkeiten sollte man vor dem Schlafen unbedingt vermeiden und sich vorher, wenn nötig, wieder vertragen, denn alle diese Probleme nehmen wir mit ins Bett, und sie rauben uns den so wertvollen und notwendigen Schlaf.

Oft hilft vor dem Schlafengehen ein kurzer Spaziergang ums Haus. Er tut dem Herzen und auch unserem Schlafverhalten gut. Vielleicht lesen Sie im Bett noch ein schönes Buch, das Ihnen das Herz öffnet und Ihren Geist erfreut.
Dann schläft man zufrieden ein.

13. Alkohol- und Kaffeekonsum

Alkohol

Alkohol ist wegen seiner stimulierenden Wirkung nicht generell abzulehnen. Täglich ein sehr kleines Glas echten Wodkas aus Polen oder Russland, dreimal destilliert, oder ein ebenso kleines Glas Whisky kann einen gesundheitlichen Wert haben, solange es bei einem Gläschen bleibt.

Untersuchungen haben ergeben, dass ein vollkommener Antialkoholiker nicht wesentlich gesünder lebt als ein Mensch, der hin und wieder ein Glas Bier oder Wein trinkt.

Wein könnte als Gottesgetränk bezeichnet werden, wären die Reben nicht stark gegen Ungeziefer gespritzt. Das macht den Genuss bedenklich. Man sollte sein Augenmerk auf solche Weinhersteller lenken, die keine giftigen Spritzmittel verwenden, sondern biologisch arbeiten. So erzeugter Wein ist zwar teurer, kommt aber bei mäßigem Verbrauch der Gesundheit zugute. Das gilt auch für Sekt, Champagner und ähnliche Getränke.

Rotwein hat gegenüber Weißwein einen wesentlich höheren Gerbsäuregehalt.

Übermäßiger und häufiger Genuss kann zu den verschiedensten Gefäßkrankheiten führen. In Maßen getrunken, kann ein Glas am Abend durchaus entspannend wirken und auch nicht schaden.

Das herzgünstige Resveratrol im Rotwein ist sehr flüchtig. Um davon einen echten Nutzen für das Herz zu haben, müsste man sehr große Mengen trinken, was aber weder dem Herzen noch dem Gehirn gut täte aufgrund des hohen Alkoholgehaltes, es wäre vielmehr absolut gesundheitsschädlich. In einer US-Studie wurde einmal untersucht, ob Alkohol Herzrhythmus-Störungen verursachen kann, das Ergebnis war eindeutig JA.

Wer ganz auf Alkohol verzichtet, bei dem wird das Herz-Kreislauf-System am meisten geschont. Wasser ist immer noch das beste Element, um zu einem gesunden Herzen und einem gesunden Kreislauf zu kommen, sofern die Nieren noch gut arbeiten.

Kommen wir zu einem weiteren heißgeliebten Genussmittel, dem ...

Kaffee

Die meisten Menschen trinken sehr gerne Kaffee, weil er belebend wirkt. Er macht gute Laune, hebt die Energie und lässt uns mit geistiger Frische den Tag beginnen. Nach durchfeierten Nächten ist er für viele Menschen ein Elixier, um ihre Lebensgeister zu wecken.

Wie aber wirkt er auf Menschen, die öfters mit einem angegriffenen Herzen zu tun haben?

Ich habe mich mal unter Kaffeeexperten umgesehen und recherchiert, welche Meinungen da vertreten sind. In einem Lehrbuch von 1913 beschrieb man den Kaffee als harntreibend, verdauungsfördernd, appetitanre-

gend, hilfreich bei Migräne, jedoch mit Wirkungen die
schädlich für das Herz sind.

Die Empfehlung lautete: wenn Kaffee ganz selten getrunken wird, kann er bei genannten Eigenschaften
nützlich sein.

Soweit die Feststellung vor über 100 Jahren.

Kaffee hat bekanntermaßen eine zentralstimulierende
Wirkung. Er wird am liebsten am Morgen getrunken,
auch gerne nach einem gehaltvollen Menü.

Kaffee übt nicht auf alle Menschen den gleichen Effekt
aus. Viele Kaffeetrinker werden davon sehr aktiv, während sich bei anderen Menschen das genaue Gegenteil
zeigt. Da kann er fast als Schlafmittel angesehen werden und wirkt dämpfend. Oft wird dieser Zustand
bei älteren Menschen beobachtet. Durch die bessere
Durchblutung wird das Gehirn mit mehr Sauerstoff
versorgt, Herz- und Kreislauf werden angeregt.

Neuere Untersuchungen haben aufgezeigt, dass Kaffee den Dopamin-Gehalt des Gehirns verbessert. Sinkt
Dopamin (eine hormonähnliche Substanz) im Gehirn,
kann es zu Schwindel und Gleichgewichtsstörungen
kommen. Solchen Defiziten kann man durch Kaffeegenuss vorbeugen. Die Schüttellähmung (Parkinson)
spricht gut auf den Genuss von Kaffee und Koffein
an und kann bei diesen Betroffenen von Nutzen sein.
Auch bei Demenzerkrankungen soll er vorbeugend
wirken und die Krankheit hinauszögern.

Wer Kaffee trinkt kann Stoffwechselstörungen im Magen-Darmbereich ausgleichen, weil Kaffee einem Niacinmangel entgegen wirkt.

Durch das Rösten wird im Kaffee der chemische Stoff Trigenollin frei und wird in Nikotinsäure bzw. in das Vitamin Niacin umgewandelt. Kaffee hat mehr als 1000 Inhaltsstoffe, allerdings bleiben davon über 80 % im Filter.

Weitgehend vernachlässigen kann man die Sorge, dass Kaffee das Herz und den Kreislauf belastet, auch dass er Gift für Magen und Galle sei, trifft selten zu.

Bis heute wurde kein Fall bekannt, dass durch Kaffeegenuss jemand gestorben ist. In einer Tasse Kaffee finden sich cirka 0,08 bis 0,1 Gramm Koffein, der restliche Bestand sind Mineral- und Aromastoffe sowie unbekannte Stoffe und Säuren.

Die Empfehlung der Wissenschaftler heißt: 2 bis 4 Tassen täglich kann man unbesorgt trinken.

Viele Kaffeetrinker, besonders solche die schon Beschwerden mit dem Herzen haben, fragen sich, ob Kaffee möglicherweise einen Herzinfarkt verursachen kann.

Verschiedene, wissenschaftliche Untersuchungen in Amerika haben ergeben, dass durch Kaffeegenuss die Gefäße nicht verengt, Herz und Kreislauf nicht belastet werden. Bei einer eventuellen Belastung könnte es sich um einen noch nicht benannten Inhaltsstoff im Kaffee handeln, jedoch wird nicht das Koffein als verantwortlich gesehen.

Bisher sind ungefähr 70 % der mehr als 1000 Inhalts-stoffe bekannt. Ob allerdings in den restlichen 30 % eine Substanz dabei ist, die unter Umständen fähig ist, Herzkranzgefäße zu verengen, lässt sich nicht ganz ausschließen.

Für Patienten mit Herzinsuffizienz, Herzklappenfehler, mit einer gesteigerten Herzfrequenz oder nach einem Herzinfarkt, sollte Kaffee allerdings ein Tabu sein.

In solchen Fällen ist es vernünftiger auf Kaffee ohne Koffein zurückgreifen, sonst wird das Nervensystem zu sehr aufgeputscht.

Die Wirkung von Kaffee auf die Nebennieren ist nicht unproblematisch, weil durch Koffein Cortisol produziert wird. Bei hohem Kaffeegenuss wird das Immunsystem durch den ständig erhöhten Cortisolspiegel beeinträchtigt. Bei einem geschwächten Herzen wäre das ein zusätzlicher Stressfaktor. Also hier ist Vorsicht geboten, wenn sehr viel Kaffee konsumiert wird.

Zum Abschluss möchte ich ein altes Naturheilmittel erwähnen, von dem die älteren Leser vielleicht schon gehört haben. Es handelt sich um die heilsame Kaffeekohle.

Dr. Heisler war ein Landarzt im Schwarzwald, der in seiner Praxis sehr viel mit Kaffeekohle therapierte. Er hatte die wunderbarsten Erfolge bei seinen Patienten. Er wendete sie bei krankhaften Darm- und Magenerkrankungen an, bei Gallenerkrankungen, bei Geschwüren und arbeitete diesbezüglich mit Albert

Schweitzer zusammen, der ebenfalls damit beste Ergebnisse erzielte.

Kaffeekohle hat sich bei Erkrankungen der Schleimhäute, des Verdauungskanals und bei Blähungen (Meteorismus) in vielen Fällen bewährt. Sie ist also durchaus als Entgiftungsmittel anzusehen. In früheren Jahrzehnten wurden Einläufe mit Kaffeekohle verabreicht.

So gesehen, ist Kaffeekohle sogar als Entlastung für das Herz zu sehen. Denn drückt und stört im Darm nichts mehr, dient das auch dem Herzen.

Im arabischen Raum ist Kaffeekohle ebenfalls ein altes Hausmittel und wurde vielfach bei Durchfall und Ruhr eingesetzt. Diese Methode hat sich durch Reisende bis in unserem Raum verbreitet. Durch die moderne Medizin wurde dann dieses Heilmittel verdrängt, sodass es heute ziemlich vergessen ist.

Um Kaffeekohle zu gewinnen werden unbehandelte, grüne Kaffeebohnen solange geröstet, bis sie verkohlt sind. Dann werden sie zu feinem Pulver vermahlen, wovon dem Patienten 1 bis 3 Teelöffel täglich zur Einnahme empfohlen werden.

Dr. Heisler kann in seinem Buch auf unzählige Erfolge hinweisen, auch bei schweren Erkrankungen.

Die moderne Medizin möchten wir alle nicht missen, aber es ist schon schade, dass es solche Ärzte kaum mehr gibt, die auch auf so altbewährte Therapien zurückgreifen, zumal man hier keine chemischen Nebenwirkungen zu erwarten hat.

14. Gesundes Zahnfleisch – wichtig für unser Herz?

Sorge tragen, ohne besorgt zu sein.

In Deutschland leidet eine große Zahl der Erwachsenen an Zahnfleischschwund, medizinisch - Parodontitis. Vorwiegend betrifft es die ältere Generation, aber auch junge Menschen haben Probleme damit. Wird nichts dagegen unternommen, führen solche Veränderungen zu frühzeitigem Zahnausfall. Durch den Rückgang des Zahnfleisches kommt es zu der gefürchteten Lockerung der Zähne, weil aufgrund der Entzündungen der Kieferknochen abgebaut wird. Häufig wird eine solche Erkrankung über lange Zeit (es kann sich durchaus um Jahre handeln) nicht bemerkt.

Von Wissenschaftlern der Universitäten Bonn, Dresden und Kiel wurde erst im Jahr 2009 bekannt gegeben, dass Parodontitis-Patienten die gleichen Gen-Veränderungen haben wie die Patienten nach einem Herzinfarkt.

Stellen Sie bei sich eine erhöhte Blutungsbereitschaft am Zahnfleisch fest, so ist es unabdingbar, dass Sie sofort einen Zahnarzt aufsuchen, der idealerweise ganzheitlich denkt. Wenn Sie selbst bereits Mundgeruch bemerken oder einen fauligen, üblen Geruch feststellen, ist es wirklich höchste Zeit, sich in Behandlung zu begeben. Hier kann es sich bereits um Geschwüre und Vereiterungen der Zahntaschen handeln, und das Entstehen von Bakterienherden ist in vollem Gange.

Diese bakteriell infizierte Mundschleimhaut kann ein Vorbote von Herzinfarkt und Schlaganfall sein. Die Erreger wandern mit Hilfe unseres Herz-Kreislauf-Systems bis in die kleinsten Blutgefäße. Es ist also von größter Bedeutung, auf gesunde Zähne und gesundes Zahnfleisch zu achten, weil eben die Bakterien, die sich in den abgestorbenen Zahnwurzeln einnisten, toxinhaltige Stoffe ins Blut abgeben. So manche Beschwerden im gesamten Körper, wie Blasen- und Nierenentzündungen, auch Rheuma oder Knieschmerzen haben als Ursache solche Zahnerkrankungen.

Wie ich in einem vorangegangenen Kapitel schon erwähnte, ist alles mit allem in unserem Körper verbunden. Es kann durchaus sein, dass eine Darmerkrankung ihre Ursache im kranken Zahnsystem hat. So geht z. B. vom äußersten Zeigefinger bis zum Endpunkt des 2. Zehs eine Energiebahn durch und alles, was auf dieser Bahn nacheinander geschaltet ist, steht in Resonanz mit allem, was dort passiert. Deswegen achten auch ganzheitlich denkende Ärzte darauf, keine reine Symptombehandlung durchzuführen. Sie werden den Patienten fragen, welches Befinden er noch hat, gerade auch fern vom kranken Zahn. Ist bei einem Patienten der Zahn 38 links unten erkrankt, was den Meridian Herz/Dünndarm betrifft, so kann es vorkommen, dass dieser Mensch auch über Schulterschmerzen klagt.

Noch bevor Sie Ihren Zahnarzttermin bekommen, sollten Sie Mundspülungen mit „Salviathymol" vornehmen oder auch, sehr gut bei Blutungen und sonstigen Mundschleimhaut-Entzündungen, das

„Gurgelwasser" der Firma SonnenMoor (bei Salzburg)
verwenden. Nicht jede Apotheke hat es vorrätig. Sie
finden es im Internet unter www.sonnenmoor.de.

Als ich im Januar 2009 vier Implantate bekam, hatte
ich erstmals Probleme, denn die Blutung wollte nicht
aufhören. Obwohl mir mein Zahnarzt dringendst
geraten hat, an diesem Tag keinerlei Spülungen durchzuführen, versuchte ich es nach drei Stunden mit
diesem Gurgelwasser. Ich habe einen großen Schluck
ganz vorsichtig durch Kopfbewegungen an die bluten-
den Stellen gebracht und - was soll ich Ihnen sagen
- nach bereits 30 Minuten stand die Blutung.

Als mich mein Zahnarzt kurz darauf anrief und sich
nach meinem Befinden erkundigte, erzählte ich ihm
mein Vorgehen. Am nächsten Vormittag musste ich
mich nochmals in der Praxis vorstellen. Und nun war
der Herr Doktor sehr erstaunt, wie gut nach einem
Tag mein Zahnfleisch abgeheilt war, und er führte die
„Sensation" gleich seinen Kollegen vor. Dieses Gurgelwasser kann ich jedem, der mit derlei Entzündungen
oder Blutungen geplagt ist, nur wärmstens empfehlen.

Des Weiteren kann man noch Anwendungen mit Tees
aus Thymian oder Pfefferminze machen. Natürlich
bekam ich ein Mundspülungsmittel verschrieben, das
den Wirkstoff Chlorhexidin enthält, aber da würde ich
nicht unbedingt dazu raten, weil damit doch die natürliche Mundflora angegriffen wird. Bleiben Sie, so oft
es möglich ist, bei den pflanzlichen Mitteln, die auch
wirksam gegen Entzündungen eingesetzt werden können. In einer homöopathisch orientierten Apotheke
wird man Sie gerne auch dahingehend beraten.

Nicht vergessen: täglich 1 Gramm Vitamin C aus natürlichen Rohstoffen einnehmen. Vitamin C festigt das Zahnfleisch, wehrt Entzündungen besser ab, stärkt das Bindegewebe, beugt Arteriosklerose und Krebs vor.

Auch hier wieder hilfreich: die Einnahme von Magnesium (ich nehme Magnesium Diasporal 300).

Professor Thomas Kocher von der Abteilung Parodontologie der Poliklinik für Zahnerhaltung der Universität Greifswald führte mit 4.000 Patienten Untersuchungen durch, wie sich die Versorgung mit Magnesium auf die Zahngesundheit auswirkt. Bei 41 % der Patienten wurde ein Magnesiummangel festgestellt. Die Studie zeigte auf, dass eine ausreichend hohe Magnesium-Konzentration im Blut mit einem besseren Zahnbefund einhergeht. Die Studie kommt zu dem Ergebnis, dass die Unterversorgung Diabetiker und junge Frauen betrifft. Bei allen Patienten ergab eine regelmäßige Magnesiumzufuhr weniger Zahnverluste.

Wichtig ist auch, dass Sie mit basischer Kost einer Übersäuerung Ihres Körpers entgegen wirken. Zu viel Säure im Körper kann durch zu viel tierisches Eiweiß entstehen und fördert Entzündungen insgesamt.

Wenn Sie derlei Zahnprobleme haben, schieben Sie Ihren Zahnarztbesuch nicht hinaus, denn es geht auch dabei um die Gesundheit Ihres Herzens und der Vorbeugung eines etwaigen Herzinfarktes oder Schlaganfalles.

15. Glücklich sein

Wenn Sie nicht schon glücklich sind, dann üben Sie
das Glücklich sein. Geben Sie Ihr Glücksempfinden
an andere Menschen in Ihrer Umgebung weiter. In
der Familie, den Nachbarn, an Arbeitskollegen, Ihren
Freunden und Bekannten.

Der einzige Virus, der Sie wirklich glücklich macht, ist
der Glücksvirus. Lassen Sie sich anstecken, denn ...

*Dass Glücklich sein ansteckend ist, wurde
jetzt sogar wissenschaftlich bewiesen.*

In Framingham, einem kleinen, amerikanischen Ort
mit zirka 5000 Einwohnern, wurden die Menschen
seit 1948 regelmäßig untersucht. Hierzu gab es wichtige Erkenntnisse zu Herz- und Kreislauferkrankungen.

Man stellte den Teilnehmern Fragen über ihr Wohlgefühl, z. B.:

• Wie oft haben Sie vorige Woche hoffnungsvoll
  in die Zukunft geblickt?

• Wie oft haben Sie das Leben genossen?

• Wie oft haben Sie sich glücklich gefühlt?

Nach mehr als 20 Jahren stellten die Forscher fest,
dass Glücklich sein und auch Zufriedenheit wirklich
übertragbar ist.

Es ergab sich, dass die gute Stimmung auf immer mehr Nachbarn und Freunde übersprang. Wenn Bekannte ein Glücksempfinden entwickelten, wurde die Wahrscheinlichkeit zu 25 % größer, selbst glücklich zu werden. War der unmittelbare Nachbar glücklich und zufrieden, stieg die Prozentzahl sogar auf 34. Daneben stellten die Forscher fest, dass Ergebnisse geringer ausfielen, wenn die „Glücklichen" weiter entfernt wohnten. Je näher die zufriedenen Menschen beisammen waren, umso sicherer übertrugen sich die ansteckende gute Laune und das Wohlgefühl.

Glücksgefühle und Glücklich sein scheinen nicht nur unser Herz zu berühren, sondern wirken sich vermutlich stärker auf die Gesellschaft aus und sind in der Tat übertragbar; sie fördern Gesundheit, gute Laune und ein glückliches Umfeld. Dazu fällt mir nur noch das geflügelte Wort ein: was für ein Glück!

Jedenfalls ist die Schlussfolgerung nicht von der Hand zu weisen: ein glückliches Herz ist auch ein gesundes Herz. So stimmen die alten Weisheiten noch immer, die uns von den Großeltern gesagt wurden:

„Willst du glücklich sein im Leben,
trage bei zu Anderer Glück,
denn die Freude, die wir geben,
kehrt ins eigne Herz zurück."

Nachwort

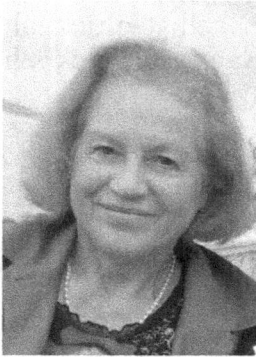

An meine Leser!

Ich habe keine schriftstellerischen Ambitionen. Mir geht es darum, dass meine Erfahrungen Ihnen eine Hilfestellung geben konnten und Sie Ihr Herz besser verstehen und pflegen können. Jeder Mensch ist anders und bei jedem Menschen hilft auch das eine oder andere besser. Man muss es selbst herausfinden, was einem gut tut.

Verschiedene Sachverhalte konnte ich nur durch Wiederholungen einprägsamer darstellen, denn ich möchte auch d i e Betroffenen erreichen, für die der Inhalt ganz neu ist.

Vielen Dank dafür, dass Sie mein Buch gekauft haben. Wenn Sie mögen, besuchen Sie mich ab und zu auf meinem Blog: http://ameliefischer.de

Und – vor allem - bleiben Sie gesund

Ihre

Amelie Fischer

Amelie Fischer

„Der Optimismus ist der wahre Stein der Weisen, der in Gold verwandelt, was immer er berührt.“

(Jean Etienne Chaponniere)

Beatrice Fischer-Stracke

Kräuter und Gewürze für das Herz

Liebe Leserin, lieber Leser,

dieser kleine Kräuteranhang soll Ihnen einige der bekanntesten Kräuter und Gewürze aufzeigen, die von Nutzen für Ihr angeschlagenes oder krankes Herz sind. Die meisten der aufgezeigten Pflanzen haben aber auch Wirkstoffe, die nicht nur für das Herz gut sind, sondern auch bei anderen Beschwerden helfen.

Es ist wirklich so, dass für jedes Unheil ein Kraut gewachsen ist, man muss es nur finden und dann auch anwenden. Auf die Suche nach der richtigen Medizin müssen wir uns heutzutage nicht mehr machen, das haben schon andere getan.

Bereits in früher Zeit gab es weise Menschen, die die Heilkraft der Natur erkannten und sie einzusetzen wussten. So hat z. B. der große Arzt Paracelsus eine Fülle von Pflanzen erforscht. Auch die hl. Hildegard von Bingen hat uns einen enormen Wissens- und Erfahrungsschatz über Heilkräuter und die richtige Anwendung hinterlassen.

Dies ist eine einfache Zusammenstellung ohne Kräuterbilder. Viele Pflanzen kennt man oder kann sie sich in anderen Heilkräuterbüchern in Farbe anschauen.

Wie gesagt: es werden nachfolgend die wichtigsten Herzkräuter beschrieben. Wir erheben keinen Anspruch auf Vollständigkeit, aber Sie erhalten einen guten Überblick über das, was Ihnen persönlich gut tun könnte.

Beatrice Fischer-Stracke
Amelie Fischer

Historischer Kräutergarten in Greimerrath in der Eifel

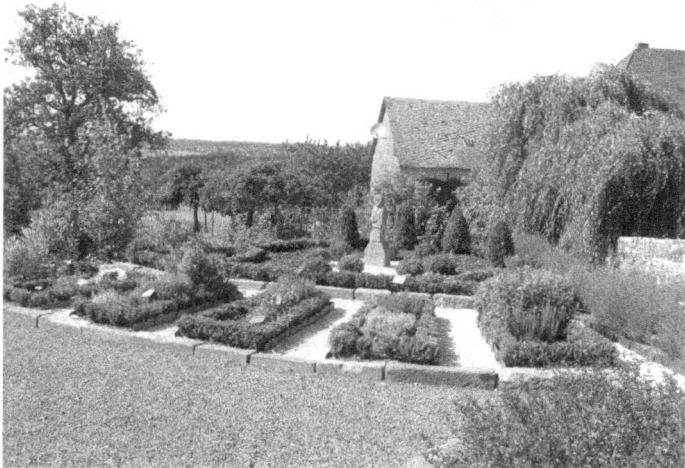

Wenn ich mit offenen Augen betrachte,
was du, mein Gott, geschaffen hast,
besitze ich hier schon den Himmel.

Ruhig sammele ich im Schoß
Rosen und Lilien und alles Grün,
während ich deine Werke preise.

Dir schreibe ich meine Werke zu.
Freude entspringt der Traurigkeit,
und die Freude macht glücklich.

Hildegard von Bingen
LVM Pitra V, 17 (XI)

Zitat aus dem Buch „Große Hildegard-Apotheke" von Dr. Gottfried
Hertzka und Dr. Wighard Strehlow

A

Andorn, Weißer

Weißer Andorn wird aufgrund seiner Bitterstoffe als verdauungsförderndes Mittel eingesetzt sowie bei Blähungen, chronischen Magenbeschwerden, Sodbrennen, aber auch zur Anregung der Gallensekretion. Weiter lindert er Entzündungen der Atemwege und ist hilfreich bei Husten. Paracelsus verwendete das Kraut zusammen mit Melisse bei Asthma und chronischer Bronchitis. Er stellte auch fest, dass sich Melisse und Andorn sehr gleichen.

Forscher der Neuzeit belegten nun, dass Weißer Andorn antioxidative, blutzuckervermindernde, blutdrucksenkende und entzündungshemmende Eigenschaften besitzt. So wäre es durchaus möglich, dass die Pflanze in Zukunft als Mittel gegen Bluthochdruck und Entzündungen eingesetzt werden könnte.

Verwendet werden die Triebspitzen, die zu Beginn der Blütezeit (Mai-Juni) geerntet, getrocknet und zerkleinert werden. Man kann daraus Aufgüsse, Abkochungen, Tinkturen oder Extrakte bereiten.

Angelika
siehe unter „Engelwurz"

Arnika

Die Arnika gehört zu der Gattung der Korbblütler und ist eine mehrjährige Bergpflanze. Ihre goldorangen Blüten leuchten weithin. Arnika wird meist äußerlich angewendet bei Hautabschürfungen ohne Blutaustritt oder Quetschungen und Prellungen.

Arnikapräparate dürfen nicht auf offenen Wunden angewendet werden. Innerlich ist sie mit Vorsicht zu genießen. Wer eine Allergie gegen Korbblütler hat, sollte Abstand davon nehmen.

Man kann aus Arnika eine Tinktur herstellen, indem man die Blüten mit der dreifachen Menge Schnaps oder Alkohol ansetzt. 10 Tropfen einer solchen Tinktur auf ein Glas Wasser kann man als gefäßerweiterndes Mittel bei Verkalkung der Herzkranzgefäße einnehmen. Aber wie gesagt, mit Vorsicht.

Besser ist es, Sie holen sich aus der Apotheke ein fertig hergestelltes homöopathisches Mittel.

Ein solches Präparat sollte man in seiner Hausapotheke besitzen. Arnika wirkt bei Herzbeschwerden, bei Gefahr eines Schlaganfalls und bei Kreislaufschwäche. Verwendet werden die Blüten, die zu Beginn der Blütezeit (Juni – Juli) geerntet und rasch getrocknet werden.

Artischocke

Die Artischocke ist eine mehrjährige Kulturpflanze, die erst im 2. Jahr zum Tragen kommt. Sie kann bis zu 1,5 m hoch werden und ist vor allem im Mittelmeerraum und in Südamerika beheimatet.

Durch ihren Anteil an dem Bitterstoff Cynarin, der allerdings erst bei Extraktbereitung voll zur Wirkung kommt, wird die Bildung von Gallenflüssigkeit und Verdauungsenzymen der Bauchspeicheldrüse gefördert. Ferner schützt und regeneriert er die Zellen der Leber.

Man hat festgestellt, dass die Wirkstoffe der Artischocke nicht nur bei Blähungen, Verdauungsproblemen und Appetitlosigkeit hilfreich sind, sondern dass die Artischocke die Fettverdauung verbessert und einer Arterienverkalkung vorbeugen kann. Sie wirkt unterstützend gegen hohe Blutfettwerte. Dies wiederum kann zu hohen Cholesterinspiegel senken.

Vorsicht ist geboten in der Stillzeit oder wenn jemand allergisch gegen Korbblütler ist.

Verwendet wird von der Pflanze praktisch alles: aus den Blättern und der Wurzel kann man Tee, Frischpflanzen-Presssaft oder Extrakt herstellen. Die Blüte kennen wir alle als das leckere Gemüse, vor dessen Haaren man sich allerdings hüten muss, da sie, wenn verschluckt, wie Gräten im Hals stecken bleiben können.

B

Baldrian

Der Baldrian ist eine lang blühende Krautpflanze, die sehr genügsam ist. Bei uns ist Baldrian auch noch unter den Bezeichnungen „Katzenkraut" oder „Augenwurz" bekannt. Er blüht im Sommer (Juni/Juli) meist an feuchten Stellen, aber auch an einem trockenen Platz gedeiht er prächtig. Der Duft der Blüten ist süßlich und verströmt ein herrliches Aroma.

Die Wurzel des Gewöhnlichen Baldrians kann die Nerven hervorragend beruhigen, vor allem, wenn man sich in großer seelischer Erregung befindet. Sie hilft auch, den Blutdruck zu senken. Dies konnte eindrucksvoll in zahlreichen Studien belegt werden.

Vorsicht ist geboten, wenn man Baldrian unterdosiert, dann nämlich wirkt er genau entgegengesetzt und regt an. Baldrian wird von der Naturheilkunde bei sehr gereizten Nerven und in allen Fällen nervöser Schwäche eingesetzt. Auch bei Krämpfen und Schmerzen wird er als gutes Mittel erwähnt.

Verwendet werden die Wurzeln und Ausläufer des Baldrians, die man im Frühjahr und Herbst erntet. Die Wurzeln sind leicht verderblich und werden deshalb meist gefriergetrocknet.

Besenginster

Wer erfreut sich nicht, wenn er im Mai/Juni durch die Lande fährt, an dieser leuchtend goldgelb blühenden Pflanze vorbei, die an Wegesränder oder Straßen unser Auge erfreut? In der Eifel wird sie übrigens als „Eifelgold" bezeichnet.

Aber wussten Sie auch, dass Besenginster hilfreich bei Herzrhythmusstörungen sein kann? Der Schmetterlingsblütler ist reich an Karotinoiden und Flavonoiden.

Die Blüten enthalten die Botenstoffe Tyramin, Tyrosin und Dopamin. Tyramin bewirkt, dass sich die Blutgefäße verengen und so ein zu niedriger Blutdruck angehoben wird. Nehmen Sie deshalb Besenginster nicht bei Bluthochdruck.

Verwendet werden Kraut und Blüten. Aus den Zweigen des Besenginsters gewinnt man auch das Spartein, das den Herzrhythmus regulieren und koronarerweiternd wirken kann.

Besenginster darf nicht in der Schwangerschaft genommen werden und auch bestimmte Medikamente und Antidepressiva können im Zusammenhang mit Besenginster zu unerwünschten Nebenwirkungen führen.

Besenginster wird in Tropfenform, als Globuli und in Ampullen angeboten.

Bilsenkraut

Das Bilsenkraut ist ein Nachtschattengewächs und kann höchst giftig wirken, wenn man es in zu hohen Dosen zu sich nimmt. Die Pflanze wirkt schmerzlindernd, zentral dämpfend, sogar lähmend und kann zu heftigen Halluzinationen führen.

In der richtigen Dosierung kann die düster aussehende Pflanze sehr entspannend wirken, krampfartige Schmerzen im Herzbereich lindern oder zerrüttete Nerven wieder ins Lot bringen. In der Homöopathie wird das Bilsenkraut auch bei neurotischen Schlafstörungen verordnet.

Bilsenkraut wird oft zusammen mit der lichten Schlüsselblume verarbeitet, z. B. verwendet es die Firma Weleda in Ampullen gegen Herzerregung und Schlafstörungen oder in einer Aufbereitung gegen Herzneurose und Kreislauflabiliät.

Bockshornklee

Bockshornklee ist nicht direkt ein Kraut gegen Herzkrankheiten, aber seine Inhaltsstoffe haben eine blutdrucksenkende und entwässernde Wirkung und können den Stoffwechsel positiv beeinflussen. Diese helfen, den Blutzucker-, Cholesterin- und Triglyzeridspiegel zu senken. Außerdem ist Bockshornklee durch seine hohen Anteile an Kohlehydraten und Eiweißen eine wertvolle Bereicherung der täglichen Nahrung.

Die Samenkörner warten mit Bitterstoffen, Faserstoffen, Kohlehydraten, Eiweißen, Lezithin, Linol- und

Linolensäure u. a. auf. Neuere Forschungsergebnisse beweisen, dass ein Extrakt des Samens den Blutzucker bei Altersdiabetes senkt und die Resistenz gegen Insulin herabsetzt. Ferner kann er den Muskelschwund bei älteren Menschen verlangsamen. Dem sollte man aber auch als älterer Mensch durch ein diszipliniertes tägliches Pensum an Bewegung entgegenwirken. Als Zusatz bei Gewürzen kann man ihn z. B. auch im Curry finden.

Das einjährige Kraut wird vor allem in der Ukraine und in Frankreich angebaut.

Verwendet werden die Samenkörner. Die reifen Schoten werden im August und September geerntet und dann zu Pulver, Tabletten oder Fluidextrakt verarbeitet.

Borretsch

Dieses Raublattgewächs mit seinen wunderschönen blauen Blüten wurde bei der früheren traditionellen Herztherapie verwendet, ist aber heute weitgehend als Herzmittel in Vergessenheit geraten. Borretsch soll am Herzen weniger auf der organischen als auf der geistig-seelischen Ebene wirken.

Heute verwendet man Borretschöl bei Neurodermitis oder verschiedenen Hautproblemen aufgrund seiner ungesättigten Säuren. Es wirkt entzündungshemmend und unterstützt das Immunsystem. Es kann sich durch seinen Gehalt an Linolsäure und A-Linolensäure dämpfend auf die Herzfrequenz auswirken und den Blutdruck senken.

E

Engelwurz

Die Engelwurz, auch Angelika genannt, ist eine zweijährige Pflanze, die zur Familie der Doldenblütler gehört und bis zu 2 m hoch werden kann. Sie enthält viele ätherische Öle in hoher Konzentration, dazu noch Bitterstoffe, Harze und Kumarin.

Eigentlich verwendet man Engelwurz vornehmlich bei Magen-Darm-Problemen, aber Paracelsus hat sie auch als Herzpflanze empfohlen, vermutlich wegen der entspannenden und angstlösenden Wirkung. Zur Zeit der Renaissance übrigens glaubte man, Engelwurz könne alle Krankheiten heilen. In jedem Fall wirkt sie krampflösend.

In manchen Gegenden heißt sie auch Brustwurz, da die kandierten Engelwurzstengel den Hustentee süßen und Reizhusten lindern können. Verwendet werden von der Pflanze die Wurzeln, die im Herbst ausgegraben, gereinigt und gespalten werden.

F

Fingerhut

Seit etwa 200 Jahren kennt man die Wirkung des Fingerhuts auf das Herz. Die eindrucksvolle und wunderschöne Pflanze wird häufig in unseren Gärten gesehen. Aber beim Anschauen sollte es auch bleiben, denn die Pflanze ist hochgiftig. Schon der Genuss von 2 Blättern kann zum Tod führen.

Jedoch hat die Pflanze den Wirkstoff Digitalis, den im 18. Jahrhundert der Engländer William Withering entdeckte und der dem Fingerhut zu einem Siegeszug in der Pharmaziegeschichte verhalf, der seinesgleichen sucht. Die Digitalisglycoside des Fingerhuts werden von den Ärzten bei Herzschwäche verordnet.

Nehmen Sie Digitalis-Präparate nur, wenn sie vom Arzt oder Homöopathen verordnet werden.

G

Galgant

Beide großen Heiler im Mittelalter - Paracelsus sowie Hildegard von Bingen - priesen den Galgant sowohl als wunderbare Arznei für den Magen als auch zur Herzkräftigung. Wie sein Verwandter, der Ingwer, hat er ein erwärmendes Wesen und zählt zu den schärfsten Gewürzen auf Gottes Erde. Man kann Galgant wie ein normales Gewürz verwenden, man kann ihn in Salate einstreuen oder einfach auch über ein Käsebrot streuen.

Paracelsus hat den Galgant zur Magenstärkung und in Verbindung mit Weinraute in Wein verordnet. Die heilige Hildegard nimmt Galgant als wesentlichen Bestandteil vieler Herzmittel. Sie schreibt: „Wer im Herzen Schmerzen leidet und wem von Seiten des Herzens ein Schwächeanfall droht, der esse sogleich eine hinreichende Menge Galgant, und es wird ihm besser gehen."

Verwendet wird vom Galgant der Wurzelstock, inzwischen kann man ihn auch frisch in gut sortierten Gemüseläden kaufen.

Wenn Sie sich selbst einen Aperitif oder ein Digestif herstellen wollen, gibt es hier ein Rezept:

20 g Galgantwurzel, 10 g Zimtrinde, 10 g gemischte Anis-, Fenchel-, Kümmel-, Kreuzkümmel- und Koriandersamen in eine Flasche Rotwein geben. Evtl. noch

die unbehandelte Schale einer Bitterorange und Vanille hinzufügen. Dann soll man das Ganze 2-4 Wochen ziehen lassen. 1 kleines Glas vor oder nach den Mahlzeiten trinken.

In der Apotheke können Sie Galgantglobuli oder Galganttabletten erhalten.

In dem Buch „Große Hildegard-Apotheke" von Dr. Hertzka und Dr. Strehlow steht sogar, dass Galgant ein hervorragendes Mittel gegen alle akuten Herzschmerzen vom Typus der Angina pectoris ist. Es soll „rasch und erlösend wirken wie ein Nitroglyzerinpräparat (ohne dessen Nachteile zu haben) bei allen Schmerzen, Schwäche- und Schwindelzuständen ..., die vom Herzen kommen."

Ginkgo

Ginkgo ist wohl der einzige Baum, der die Urzeit überlebt hat und seit 250 Millionen Jahren existiert. Wahrscheinlich aus China stammend, gelangte er nach Japan, und von dort führte ihn der Arzt und Forschungsreisende Engelbert Kämpfer nach Europa ein. Die zweihäusige Pflanze ist nicht ganz klar einzuordnen zwischen Laub-, Nadelbaum oder Farnkräuter. Inzwischen wird sie in vielen Städten rund um den Erdball mehr und mehr an Straßenrändern gepflanzt, weil man festgestellt hat, dass sie Autoabgasen gegenüber äußerst resistent ist.

Die positive Wirkung von Extrakten aus Ginkgo macht sich besonders bei der Durchblutung von Gehirn und

Blutgefäßen bemerkbar. Er soll Gedächtnisverlust, schlechtere Konzentration sowie Stimmungsänderungen günstig beeinflussen und Schlaganfall vorbeugen. Auch bei Schwindel und Ohrensausen (Tinnitus) kann man Ginkgo einsetzen.

Verwendet werden vom Baum die besonders auffälligen, schönen Blätter und zu Extrakt verarbeitet.

Ginseng

Auch dem Ginseng sagt man nach, dass er geistige Leistungsfähigkeit steigern kann. Ginseng wird schon seit langer Zeit in der Traditionellen Chinesischen Medizin verwendet. Er ist eine mehrjährige, 60-80 cm hohe Krautpflanze mit einer Knolle, die entfernt an einen menschlichen Körper erinnert. Das Wort „Ginseng" stammt aus dem Chinesischen und heißt „Mensch Wurzel".

Direkt hilfreich für das Herz ist Ginseng nicht, jedoch hilft er beim Abbau von Stress und dient der Stärkung des Immunsystems. Ferner kann er den Blutzuckerspiegel regulieren, beugt Arteriosklerose vor und wirkt herzstärkend.

Es wird empfohlen, dass man mit den gekauften Ginseng-Präparaten mindestens 10 mg Ginsenoide pro Tag einnimmt. Die TCM (Traditionelle Chinesische Medizin) empfiehlt, bei Einnahme von Ginseng auf anregende Getränke wie Kaffee, Tee, Mate oder Colagetränke zu verzichten.

Man unterscheidet zwischen mehreren Arten des Ginsengs wie z. B. Sibirischer Ginseng (wird trad. als allgemeines Stärkungsmittel eingesetzt), Koreanischer oder Chinesischer Ginseng.

Verwendet werden die Wurzeln von 4- bis 6-jährigen Pflanzen. Die verschiedenen Sorten oder können sehr große Qualitätsunterschiede aufweisen und u. U. mit chemischen Verbindungen verunreinigt sein.

H

Heidelbeere

Die uns gut bekannte Heidelbeere hat nicht nur die wunderbar leckeren dunkelblauen Früchte, sie ist auch noch sehr gesund. Wegen ihrer Gerbstoffe und Pektine wird die Heidelbeere vielfach gegen Durchfall eingesetzt. Sie wirkt antibakteriell, ihr Saft kann auch als Mundwasser benutzt werden.

Die Blätter enthalten das blutzuckersenkende Glukochinon, daher hilft Heidelbeer-Blättertee auch bei Diabetes. Allerdings sollte man die Blätterextrakte nicht in einem zu langen Zeitraum zu sich nehmen, da es zu Vergiftungserscheinungen führen kann.

Die Inhaltsstoffe der Blaubeere schützen Immunsystem und Zellen vor freien Radikalen und Bakterien. Man hat ferner in Tests festgestellt, dass das in den

Beeren enthaltene Anthocyanosiden zur Behandlung von verschiedenen Sehstörungen und Netzhauterkrankungen nützlich ist.

Was die Beere aber für Herzkranke so interessant macht, ist die Tatsache, dass das o. e. Anthocyanosiden die kleinen Blutgefäße schützt, indem es dem Zusammenballen von Blutplättchen entgegenwirkt und so die Zellen vor freien Radikalen schützt und der Arteriosklerose (Gefäßverengung) entgegenwirkt.

Derzeit laufen noch Forschungen, ob verschiedene in den Blaubeeren gefundene Stoffe auch als Cholesterinsenker eingesetzt werden können. Sie ähneln dem Antioxidationsmittel Resveratrol, das man bereits in Trauben und Rotwein gefunden hat.

Verwendet werden in erster Linie die Beeren und seltener die Blätter des Heidekrautgewächses.

Herzgespann

Die in Europa, Asien und Ostsibirien ansässige Heilpflanze sagt schon im Namen, wofür sie gut ist. Sie hilft bei Herzstolpern, Angstzustände, Atemnot und leichten nervösen Herzbeschwerden.

Sie ist eine ausdauernde Pflanze und kann bis 1,5 m hoch werden. Herzgespann blüht von Juni bis Oktober und bringt rosa Blüten hervor, die in dicht übereinander angelegten Scheinquirlen sitzen. Schon die Farbe zeigt, dass es sich um eine Herzpflanze handelt, denn rosa ist die Farbe der Herzensgüte.

Verwendet werden die oberirdischen Teile zur Blütezeit, getrocknet in Teezubereitungen z. B. mit
Wolfstrapp oder Melisse sowie in Mischung mit Baldrian und Weißdorn.

Bei nervösen Herzbeschwerden bereiten Sie sich täglich 2 Tassen Herzgespann-Tee zu. So können Sie dem
Problem zu Leibe rücken und Ihr Herz beruhigen.

Hibiskus

Das einjährige Malvengewächs kann bis zu 2 m hoch
werden. Die Blüten wirken leicht harntreibend, wichtiger aber ist, dass sie die Blutgefäße schützen und den
Blutdruck senken können.

Man findet es häufig in den verschiedensten Tee-
mischungen. Äußerlich angewendet, vermag der
Blütenextrakt in Umschlägen Abszesse und nässende
Ekzeme zu lindern.

Verwendet werden die Innen- und Außenkelche, die
zum Zeitpunkt der Fruchtbildung geerntet werden.
Sie enthalten hustenreizlindernde Schleimstoffe und
wie die Heidelbeere Anthocyanoside, die antioxidativ
wirken.

Übrigens belegte eine Studie mit standardisiertem
Extrakt auf Hibiskusblütenbasis eine enorme Blut-
drucksenkung. Bereits 15 Tage nach Beginn der Studie
trat eine positive Wirkung ein.

Holunder

Holunder darf ja in keiner Kräutersammlung fehlen. Zwar ist er nicht direkt für den Herzbereich interessant, aber er besitzt so viele Vorzüge für alle gesundheitlichen Belange, dass man ihn einfach erwähnen muss.

Holunder gehört zur Familie der Geißblattgewächse und kann bis zu 6 m hoch werden. Man kann vom Holunder wirklich alles verwenden, sogar aus der Rinde und der Wurzel lassen sich z. B. Tees zubereiten, die den Magen stärken und Wasser aus dem Körper austreiben. Schon Pfarrer Kneipp beschrieb seine Vorzüge: „Bei Organismen, in welche die Wassersucht Einzug halten, sich ansetzen will, treibt die Holunderwurzel, als Tee zubereitet, so kräftig Wasser aus, daß sie kaum von irgendeinem anderen Medikament übertroffen wird. Größere Mengen von Rinden und Wurzeln sind jedoch unzweckmäßig."

Für die Beeren gilt: Auf keinen Fall roh verzehren! Ungekocht gegessen, können sie zu schweren Magen-Darm-Beschwerden mit schlimmen Krämpfen führen, die den ganzen Körper betreffen. Die Beeren sollten auf mindestens 80 °C erhitzt werden, bevor sie weiterverarbeitet werden.

Holunderblüten eignen sich hervorragend zur Bekämpfung von Grippe und können schweißtreibend wirken. Es lassen sich Aufgüsse herstellen oder Abkochungen zum Gurgeln und für Mundspülungen. Man kann sie ebenfalls zur Inhalation verwenden.

Holunder ist ein großes Geschenk Gottes und ein Sprichwort sagt ja auch, man darf einen Holunderbaum nicht abschlagen, das würde Unglück bringen.

Mit Holunder bekommen Sie einen erholsamen Schlaf, innere Unruhe, Anspannung und Stress werden vertrieben und er beruhigt Ihre Nerven. Wenn Sie an Schlafstörungen leiden, bereiten Sie sich einen Holunder-Schlaftrunk zu aus Holundersaft, Wasser und gutem Honig.

Die Blüten werden Ende Juni geerntet, die Rinde sollte im Februar/März oder Oktober bis November abgeschabt werden.

Holunderblätter erntet man am besten von Mai bis Juni und die Beeren von September bis Oktober.

K

Knoblauch

Gottseidank ist Knoblauch ja inzwischen fast gesellschaftsfähig geworden, denn ich möchte ihn nicht mehr in der Küche missen. Der starke Geruch, den wir dem Knoblauch zu verdanken haben und den wir leider auch durch die Poren ausdünsten, kommt von der Schwefelverbindung.

Diese und die Phenole sind aber auch dafür verantwortlich, dass Gefäßleiden günstig beeinflusst werden, die Immunabwehr gestärkt wird und die Blutgefäße erweitert werden.

Eine Studie zeigte, dass sich der Cholesterinspiegel bereits 4 Wochen nach Einnahme um 12 % senkte, nachzulesen im „The Journal of the Royal College of Physicians".

Neben der Fähigkeit, Arteriosklerose, Bluthochdruck und hohe Blutfettwerte zu verringern, dient Knoblauch auch zu Verbesserung der Darmfunktion und als Vorbeugung gegen Magen-Darm-Infektionen. Mir hilft dabei z. B. immer eine schöne Brühe mit Haferflocken und kräftig Knoblauch.

Königin der Nacht

Über die „Königin der Nacht" liest man in einschlägigen Büchern noch recht wenig. In dem Buch „Die Kräuterkunde des Paracelsus" von den Heilpraktikern Olaf Rippe und Margret Madejsky wird jedoch der Schlangenkaktus, der nur einmal im Jahr für einige Stunden nachts erblüht, als sehr hilfreich aufgeführt. „Mit ihrem eigenartigen Wesen ist die Pflanze geradezu zum Psychotherapeutikum geboren. Sie ist die ideale Medizin für Menschen, die sich durch Schicksalsschläge in sich zurückgezogen haben."

Dies kann sich darin äußern, dass sie voller Trauer sind, nicht mehr aus ihrer Melancholie herauskommen, nichts mit anderen Menschen zu tun haben wollen und auch auf Zuspruch nicht reagieren. Sie ha-

ben Symptome wie heftiges Herzklopfen, besonders,
wenn sie auf der linken Seite liegen. Auch das Gefühl,
als ob ihnen das Herz wie von einem eisernen Band
zusammengeschnürt wäre, sind ein Anzeichen dafür,
dass die „Königin der Nacht" (Cactus grandiflora) als
Heilmittel angebracht wäre.

Die beiden Autoren empfehlen u. a. auch Herztrop-
fen N. von Schuck, die Cactus und Gold enthalten.
Verwendet werden für Herzpräparate die Blüten und
Triebspitzen von Cactus grandiflora.

L

Lavendel

Wer schon einmal durch die Provence zur Blütezeit des
Lavendels gefahren ist, weiß, dass diese Pflanze einen
ganz besonderen Zauber hat. Schon der Anblick eines
blauen Lavendelfeldes wirkt ungemein beruhigend auf
die Sinne.

Lavendel gilt sozusagen als Universalmittel bei seelischer Erschöpfung und Angstzuständen. Lavendel
hilft bei Schlafstörungen, kann Krämpfe lindern und
wirkt blutdrucksenkend. Schon Paracelsus empfahl
bei Herzzittern Lavendel zusammen mit Gold.

Wenn Sie nicht schlafen können oder Angstzustände in
der Nacht haben, stellen Sie sich ein Duftöl aus Laven-

delblüten neben das Bett oder legen sich ein Säckchen mit Lavendelblüten neben das Kopfkissen. Wenn Sie einen anstrengenden Tag hinter sich haben, nehmen Sie ein Lavendelbad. Das beruhigt und entspannt. Lavendelöl in Duftlampen verwendet, verbreitet einen angenehmen, beruhigenden und doch energetisierenden Duft.

Um in Ihrer Wohnung eine beruhigende und reinigende Atmosphäre herzustellen, können Sie neben der Duftlampe auch eine Räucherung vornehmen. Dazu können Sie etwas Weihrauch (erhältlich in Kerzengeschäften oder in Geschäften für Kirchenbedarf) mit den getrockneten blau-violetten Blütenblättern mischen und in etwas Alufolie legen. Das Ganze dann auf ein feuerfestes Gefäß über glühender Weihrauchkohle geben und den Rauch durch den Raum ziehen lassen.

Verwendet werden die Blüten, die kurz vor Ende der Blütezeit geerntet, getrocknet und destilliert werden. Lavendel vertreibt auch lästige Insekten, wenn man z. B. 100 g Blüten in 0,5 l 30%igem Alkohol einlegt.

Lein, Leinöl, Leinsamen

Das zierliche Gewächs ist einjährig und kann bis zu 70 cm hoch werden. Seine wunderhübschen Blüten sind zartblau, manchmal auch weiß. Der Lein oder Flachs kommt wildwachsend nur noch selten vor, meist findet man ihn in Anbaukulturen. Aufgrund seiner für den Menschen hilfreichen Eigenschaften kann man gar nicht verstehen, dass uns ein Leinöl-Bauer sagte, die Leute holen das Leinöl nur für ihre Pferde.

In erster Linie kennt man den Lein und hier vor allem den Leinsamen in Verbindung mit chronischer Verstopfung oder funktionellen Darmstörungen. Jedoch kommt er auch herzkranken Menschen zugute.

Lein ist sehr ölhaltig, Leinsamen z. B. enthält 30-45 % Öl und dieses wiederum ist reich an Omega-3-Fettsäuren, die nicht nur gut gegen hohen Cholesterin, sondern auch hilfreich bei entzündlichen Krankheiten wie Hautleiden oder Rheuma sind. Auch kleinere Verbrennungen lassen sich mit Leinsamen gut heilen, indem man die ganzen Körner abkocht bis ein schleimiger Sud entsteht. Mit diesem Sud wird ein Leinentuch getränkt und auf die verbrannte Stelle gelegt.

Leinsamen ist reich an Ballaststoffen und enthält Schleimstoffe, die sich auf der Samenhülle befinden. Das Öl, das aus den Samen gewonnen wird, hat einen sehr intensiven Geschmack, der vielleicht nicht jedermanns Sache ist. Jedoch ist dieses Öl sehr wertvoll, da es aber rasch oxidiert, sollte man es nur in kleinen Mengen kaufen und rasch verbrauchen.

In diesem Zusammenhang möchten wir Ihnen auch das Buch von Dr. Johanna Budwig empfehlen: Öl-Ei-weiss-Kost – Das wissenschaftlich fundierte Kochbuch der weltbekannten Krebsforscherin. In diesem Buch erfahren Sie, wie Leinöl und Quark innerhalb kürzester Zeit Ihre Lebenskraft steigern kann und warum die Unterscheidung zwischen „guten" und „schlechten" Fetten so bedeutend und wichtig ist.

M

Maiglöckchen

Wer kennt sie nicht, die wunderhübschen weißen Glöckchen, die uns den Frühling verzaubern. Trotz ihres bezaubernden Aussehens und auch wenn man sie zu den lichten Gewächsen zählt, ist es ein giftiges Liliengewächs, das bei unkontrollierter Einnahme zu sehr unerwünschten Nebenwirkungen führen kann wie Kreislaufstörungen, Störungen des Herzrhythmus, Durchfall und Schwindel. Auch Wechselwirkungen mit anderen Medikamenten sind möglich.

Maiglöckchen sollte man deshalb nicht in Eigenregie anwenden, sondern nur nach Anweisung eines Arztes oder Heilpraktikers als Fertigpräparat. Maiglöckchen enthält herzwirksame Glykoside, die in Überdosierung zu o. g. Problemen führen können.

Diese Herzglykoside können jedoch bei beginnender Herzschwäche im Stadium I oder II sehr hilfreich sein. Wer einen verlangsamten Herzschlag oder Herzrhythmusstörungen hat, sollte aber eher davon absehen, ein Maiglöckchen-Präparat zu nehmen.

In Verbindung mit Lavendel und Bibergeil hat man im Mittelalter Rezepte gegen Schlaganfall daraus gemacht.

Melisse

Schon Paracelsus war ein Verehrer der Melisse, sie ge-
hörte zweifellos zu seinen Lieblingspflanzen. Er sprach
von ihr als „ein Erneuerer der Lebenskräfte" und weiter „von allen Dingen, die die Erde hervorbringt, die
beste Pflanze für das Herz".

Hildegard von Bingen lobte ihren wärmenden Charak-
ter: „... wer sie isst, der lacht gerne, weil ihre Wärme die
Milz berührt und daher das Herz erfreut wird." Nicht
umsonst wird sie im Volksmund u. a. auch Herztrost
oder Herzkraut genannt.

Der leicht nach Zitrone schmeckende Melissentee
hilft bei Herz-Kreislauf-Beschwerden, stärkt die Lebensfreude und löst Verkrampfungen, nicht nur bei
Erwachsenen, sondern auch bei Kindern. Älteren
Menschen empfahl Paracelsus, Melisse mit Eberwurz
einzunehmen - „...dies hält sie frisch und gesund..".

Getrocknete Melissenblätter sollte man nicht länger
als 6 Monate aufbewahren, weil ihre ätherischen Öle
sehr flüchtig sind. Die Öle der Melisse wirken gegen
Bakterien und Pilze, der wässrige Auszug gegen Viren,
deswegen wird Melisse in Cremes auch gegen Herpes-
bläschen eingesetzt.

Verwendet werden die Blätter, die zur Blütezeit von
Juli bis September geerntet und an der Luft getrocknet werden.

Mistel

Sie wird eigentlich vorwiegend in der Krebstherapie eingesetzt, warum ich sie aber hier erwähne, ist die Eigenschaft, Blutdruck zu senken, bzw. auch zu erhöhen. Sie besitzt also die Fähigkeit, den Blutdruck zu regulieren und das Herz zu stärken.

Die Mistel ist eine Schmarotzerpflanze, die sich auf den Ästen verschiedener Laub- und Nadelbäume einnistet. Da sie einen eigenen Chlorophyllstoffwechsel hat, sind die Misteln je nach Wirtsbaum auch unterschiedlich wirksam.

Die Mistel zählt wegen der in ihr enthaltenen Voskotoxine und Lektine zu den giftigen Pflanzen und sollte auch nur unter ärztlicher Aufsicht und in exakter Dosierung eingenommen werden.

Tee aus Mistel reguliert, wie schon erwähnt, den Blutdruck nach oben oder unten und unterstützt auch die Verdauungsorgane. Jedoch sei hier angemerkt, dass der Tee nur als kalter Aufguss zubereitet werden sollte, da sich so seine Giftstoffe nicht auflösen können. Hierzu nimmt man 1 Teelöffel Mistelkraut, übergießt diese mit 1 Tasse kalten Wassers und lässt das ganze 10 Stunden ziehen.

Verwendet werden die im Herbst geernteten und schnell getrockneten Blätter.

P

Portulak

Den höchsten Omega-3-Fettsäure-Gehalt unter den Pflanzen soll Portulak besitzen. Er hat einen fleischigen kriechenden Stengel und trägt ovale, dicke, grüne Blätter. Man kann ihn roh als Salat oder als Gemüse essen.

Die Krautpflanze hat entzündungshemmende Eigenschaften, fördert die Durchblutung und verhindert ein Zusammenballen der Blutzellen. Sie ist reich an den Vitaminen C und D, enthält Betakarotin, Glutathion und andere gute Inhaltsstoffe.

Portulak hat positive Eigenschaften, die zur Vorbeugung von Herzerkrankungen dienen, bei Störungen des Herzens und der Gefäße helfen, aber auch sehr hilfreich bei Zahnfleischentzündungen und Muskelkrämpfen sind.

Verwendet wird die ganze Pflanze.

R

Rosmarin

Dieser halbhohe Strauch, der bis zu 1 m hoch werden kann, ist vor allem im Mittelmeerraum verbreitet. Aber auch bei uns sieht man ihn häufig, vor allem als Küchenkraut auf der Fensterbank. Er ist sonnenhungrig, wärmebedürftig und frostempfindlich. Er gehört zu meinen Lieblingsgewürzen.

Die immergrüne, wirklich sehr hübsche Pflanze verbreitet einen höchst aromatischen Duft und besitzt sehr viele positive Eigenschaften, die unserer Gesundheit förderlich sind.

Eine Geschichte erzählt, dass die 72-jährige Königin Elisabeth von Ungarn an Gicht und Rheumatismus litt. Sie erhielt ein Destillat aus frischen Rosmarinblüten (Königinnen-Geist), das sie so gesunden ließ und verjüngte, dass der König von Polen um ihre Hand anhielt.

Rosmarin verdient einen weit höheren Stellenwert als den eines guten Küchenkrauts, er gehört eigentlich in jede Hausapotheke. Er wird nicht nur bei Rheuma, sondern auch bei Verdauungsbeschwerden eingesetzt, da er die Gallenausschüttung anregt. Er hilft bei niedrigen Blutdruck und Müdigkeit, dient zur Erweiterung der Herzkranzgefäße, behebt Kreislaufstörungen, wirkt harntreibend und noch vieles mehr.

Rosmarin wirkt anregend, deshalb sollte man von einem Rosmarinbad in den Abendstunden absehen, auch darf das ätherische Öl nicht innerlich angewendet werden, da es zu Magenreizung führen kann. Jedoch in einer Duftlampe erhitzt, verströmt es wohltuende Gerüche.

Verwendet werden die Triebspitzen und die Blätter.

S

Saat-Hafer

Der Hafer gehört zur Familie der Gräser, deren traubenförmige Blütenstände die Samenkörner enthalten, die dann zu Flocken verarbeitet werden.

Hafer hilft bei allgemeiner Kraftlosigkeit, Schlafstörungen, Nervosität, Appetitlosigkeit und gegen Müdigkeit.

Er hilft, zu hohes Cholesterin zu senken, reguliert zu hohen Blutdruck, senkt den glykämischen Index bei Diabetes und bei Herz- und Gefäßerkrankungen. Zusätzlich wirkt Hafer harntreibend und steigert die Harnsäureausscheidung.

Safran

Safran hat auch den Beinamen „Gold unter den Ge-würzen", den die Gewürzpflanze nicht nur ihrer Heilkraft, sondern auch ihrer Wesensverwandtschaft zur Sonne verdankt. Die aus dem Orient stammende Zwiebelpflanze blüht im September bis Oktober und trägt 1-2 wunderschöne violett-blaue Blüten, die wie Glocken aussehen.

In der Medizin gilt Safran als verdauungsfördernd, schweiß- und harntreibend, kreislauf- und menstru-ationsanregend. Er hellt die Stimmung auf, wie man schon im „Moyländer Kräuterbuch" aus dem 15. Jahr-hundert lesen kann.

Safran stärkt das Herz und bewirkt, dass man fröh-lich ist. Auch Paracelsus schrieb über einen Auszug von Safran in Weinbrand: „Dies ist die höchste Freu-de des Herzens für Alte, Kranke, Melancholische und Schwermütige". Weiter erwähnt er Safran zusammen mit Rosmarin und Engelwurz als herzstärkende Arz-nei.

Bei Nierensteinen wird empfohlen, Safran mit Ho-nig zusammen einzunehmen, dies würde die Steine zertrümmern. Indische Forscher stellten fest, dass Safran eine antioxidative Wirkung besitzt und seine Inhaltsstoffe bei Tierversuchen die Entwicklung von Krebszellen verhindern konnten.

Verwendet werden nur die feinen Narben, die schwie-rig zu ernten sind und lose als Narben oder gepulvert als Gewürz angeboten werden.

Silbermantel

Silbermantel ist bei vielen Menschen ein fast vergessenes Kraut. In früheren Zeiten wurde er gerne angewendet zur Stärkung der Muskeln und des Herzens, außerdem vertreibt er „sitzen" gebliebenes Wasser aus dem Körper.

Silbermantel ist eng mit dem Frauenmantel verwandt. Pfarrer Künzle hat den Silbermantel als Herztee empfohlen.

Trinken Sie täglich für drei Wochen ein bis zwei Tassen Silbermantel, mit einer Beimischung von Melisse und Pfefferminze und Sie werden, ohne Schaden zu nehmen, an Gewicht verlieren. Wenn Sie mit der Ausscheidung von Wasser Probleme haben, probieren Sie diesen Tee aus, er ist eine Ergänzung zur Brennnessel. Zu viel Wasser im Körper schadet ja auch sehr dem Herzen.

Sollten Sie wieder einmal eine Bergwanderung unternehmen, so achten Sie in der Zeit vom Juli bis August auf den Silbermantel und lasst vor allem uns Rundlichen Silbermanteltee trinken. Wenn Sie ihn entdecken, pflücken Sie ihn, denn dann macht der Genuss doppelt Spaß.

Beim Selberpflücken darauf achten, dass er in den Morgenstunden geerntet wird, danach in der Sonne die Blätter trocknen.

W

Weißdorn

Jeder, der nur im Entferntesten mit Herzkrankheiten zu tun hat, kennt ihn, den Weißdorn. Er ist ein in ganz Europa vorkommender Strauch, der bis zu 10 m hoch werden kann, vom April bis Juni weiße oder rosa Blüten hervorbringt und im Herbst mit leuchtend roten Früchten aufwartet.

In alter Zeit glaubte man, dass das Rosengewächs vom mächtigen Zauberer Merlin beseelt war und man sah in ihm den Baum der Weisheit und Wohnort der Feen, dem man auch Opfer- und Weihegaben brachte. Dieser Brauch wird heute noch in Irland ausgeübt.

Erst sehr spät entdeckte man die Heilwirkung des Weißdorns, auch Hagedorn genannt. Nicht einmal bei Paracelsus ist er erwähnt und ich konnte ihn auch nicht bei Hildegard von Bingen entdecken. Eine These sagt, dass man ihn damals auch noch nicht brauchte, weil die Zeiten andere waren und die Arten einer Herzerkrankung nach anderen Mitteln verlangte. Aber in unserer hektischen modernen Zeit ist eine Herztherapie ohne Weißdorn kaum noch denkbar.

Es ist inzwischen erwiesen, dass die Einnahme eines standardisierten Weißdorn-Präparates das Herz stärkt, seine Pumpkraft verbessert und das Herz entlastet. Neuesten Analysen zufolge könnte der

Weißdorn den Blutdruck so positiv beeinflussen, dass das Herz nicht ausleiert.

Verantwortlich für den guten Einfluss von Weißdorn sind die Stoffe Proanthozyanidine und Flavonoide, die die Durchblutung des Herzmuskels steigern, da sie die Herzkrankgefäße erweitern und somit der Blutdruck sinkt.

Während man früher die Früchte verwendete, erkannte man zu Beginn des 20. Jahrhunderts, dass die Blüten weitaus wirksamer sind. Heute werden die Triebspitzen geerntet, wenn die Knospen noch nicht aufgeblüht sind.

Z

Zitrone

Ich nehme mal an, dass diese Frucht in keinem Haushalt fehlt. Sie ist erfrischend, wunderbar für eine selbstgemachte Limonade und enthält natürlich viel Vitamin C. Ein Zitronenbaum kann bis 10 m hoch werden.

Wir wissen ja, dass Zitrone auch sehr gut bei Grippe und Halsentzündungen ist, aber sie wirkt durch ihre entzündungshemmenden Eigenschaften auch bei Gicht und rheumatischen Erkrankungen. Dies geschieht, weil Zitronensaft die Synthese von Harnsäure hemmt.

Abgesehen von all den Vorzügen, die die Zitrone auch äußerlich aufzubieten hat, ist der regelmäßige Genuss von frischem Zitronensaft gegen Arterienverkalkung sowie bei Venen- und Kapillarschwächen empfehlenswert.

Wie man eine Zitrone verwendet, brauche ich hier wohl nicht extra zu beschreiben, außer, dass man sie vor dem Pressen noch mit der Handfläche einige Male hin und her rollt, so gibt sie mehr Saft.

Empfehlungen

Gutes Olivenöl beziehe ich im Naturkostladen, aber noch lieber bestelle ich es mir über Firmen, die ich über die Zeitschrift „Der Feinschmecker" erfahre. Meine bisherigen Lieferungen waren immer tadellos und von hoher Qualität. Mehrfach preisgekrönt wurden auch die Olivenöle der Firma Mani Bläuel.

Sehr gern verwende ich zum Kochen und Braten „Albaöl" (aus Schweden), mittlerweile in den Reformhäusern erhältlich.

Die Firma Tresorix aus der Schweiz hat ein wertvolles Omega-3 – Produkt auf den Markt gebracht, was ich auch selbst zu mir nehme: reines Krillöl. Dieses kann das Gleichgewicht zwischen guten und schlechten Fettsäuren wieder herstellen, was Entzündungen vorbeugt und sie sogar rascher abklingen lässt.

Gute Kräuterprodukte erhalten Sie im Internet bei Kräuterhaus Sanct Bernhard. Wie vor 100 Jahren verwendet das Kräuterhaus bei seinen Produkten stets erstklassige, sorgfältig ausgewählte, höchstmöglich dosierte Essenzen, Extrakte und Wirkstoffe aus der Natur, um Sie beim Erhalt Ihres Wohlbefindens und Ihrer Gesundheit und zu unterstützen.

Hervorragende Vitamine in höchster Qualität bekommen wir über Deltastar Nutrients, Niederlande. Diese Firma arbeitet nur mit Therapeuten und Homöopathen zusammen; der Standard der Produkte ist wirklich sehr hoch und nicht überteuert.

Folgende Empfehlungen für Nahrungsergänzungen bei Herzkrankheiten können wir Ihnen u. a. geben:

- Coenzym Q 10 in Einheiten von 30 – 100 mg;

- Acetyl-L-Carnitin;

- hochwertigstes Vitamin E in „Delta-Fraction Tocotrienols";

- alle B-Vitamine in Hochdosierung einzeln oder in Kombination;

- Taurine;

- Glutathion;

- Organisches Germanium.

Buchempfehlungen:

- Die Bücher von Dr. Ulrich Strunz

- Dr. Hiromi Shinya, „Lang leben ohne Krank heit"

- Dr. Nobuo Shioya, „Der Jungbrunnen des Dr. Shioya" und „Die Kraft strahlender Gesundheit"

- Dr. Galina Schatalova, „Heilkräftige Ernährung"

- Christine Sanftl, „Regena-Hausapotheke"

- Jean Carper, „Wundermedizin Nahrung"

- Dr. Zane R. Kime, „Sonnenlicht und Gesundheit"

- Earl Mindell, „Die Vitaminbibel"

- Waltraud Riegger-Krause, „Jin Shin Jyutsu"

- Felicitas Waldeck, „Jin Shin Jyutsu"

- Norbert Fuchs, „Mit Nährstoffen heilen"

- Dr. F. Batmanghelidj, Wasser – die gesunde Lösung

- Jeff T. Bowles, „Hochdosiert Vit D 3"

- Eberhard Wormer, „Vitamin D"

- Dr. med. Raimund von Helden, „Gesund in sieben Tagen"

- Prof. Dr. med. Jörg Spitz, „Superhormon Vitamin D"

- Josef Pies, „Vitamin K 2"

- Dr. Gottfried Hertzka/Dr. Wighard Strehlow, „Große Hildegard-Apotheke"

- Olaf Rippe/Margret Madeijsky, „Die Kräuterkunde des Paracelsus"

Besuchen Sie unsere Website mit

vielen wissenswerten Artikeln unter

http://ameliefischer.de

Abonnieren Sie unseren Newsletter,
dann erfahren Sie, wie Sie Ihr Herz
weiter gesund erhalten können.

Themen sind u. a.

- Strophantin
- Arterienverkalkung
- Schwermetalle
- Herzinsuffizienz
- Herzrhythmusstörungen
- Ernährung u.v.a.